SHIYONG KOUQIANG YIXUE JICHU YU LINCHUANG

实用口腔医学基础与临床

主编 王东波 陈 蕊 何茂影 郭 娜

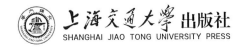

上海交通大学出版社
SHANGHAI JIAO TONG UNIVERSITY PRESS

内容提要

本书从临床实际出发，首先对牙及牙槽手术进行了概述；然后重点阐述了牙体慢性损伤、口腔颌面部炎症、口腔颌面部神经疾病等口腔科常见疾病和多发疾病的临床诊断技术和治疗方法；最后对口腔正畸等进行了介绍。本书内容丰富，重点突出，结构合理，思路清晰，由浅入深地介绍了口腔科重点及要点内容；本书的临床实用性、指导性、可操作性强，适合各级基层医院口腔科医师、进修医师和实习医师参考使用；同样适合医学院校口腔专业教师及学生阅读。

图书在版编目（CIP）数据

实用口腔医学基础与临床 / 王东波等主编. --上海 ：
上海交通大学出版社，2021

ISBN 978-7-313-26253-0

Ⅰ．①实… Ⅱ．①王… Ⅲ．①口腔科学 Ⅳ．①R73

中国版本图书馆CIP数据核字（2021）第277777号

实用口腔医学基础与临床
SHIYONG KOUQIANG YIXUE JICHU YU LINCHUANG

主　　编：王东波　陈　蕊　何茂影　郭　娜
出版发行：上海交通大学出版社
邮政编码：200030
印　　制：广东虎彩云印刷有限公司
开　　本：710mm×1000mm 1/16
字　　数：229千字
版　　次：2023年1月第1版
书　　号：ISBN 978-7-313-26253-0
定　　价：198.00元

地　　址：上海市番禺路951号
电　　话：021-64071208
经　　销：全国新华书店
印　　张：13
插　　页：2
印　　次：2023年1月第1次印刷

编委会

主　编

王东波　陈　蕊　何茂影　郭　娜

副主编

丁　斌　张雪敏　花　绣　高　迎

编　委（按姓氏笔画排序）

丁　斌（广东省东莞樟木头思迈尔口腔门诊部）

王东波（山东省兖矿新里程总医院）

花　绣（甘肃省高台县中医医院）

何茂影（山东省曹县磐石医院）

张雪敏（山东省石家庄市中医院）

陈　蕊（山东省枣庄市口腔医院）

高　迎（山东省济宁口腔医院）

郭　娜（山东省聊城市人民医院）

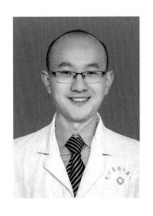

王东波

男，1979年生，副主任医师。毕业于滨州医学院口腔医学专业。现就职于山东省济宁市兖矿新里程总医院口腔中心正畸科主任，兼任济宁医学院兼职讲师、济宁市口腔医学会常委。曾获得市级卫生行业技能大赛二等奖，口腔医学操作技能竞赛二等奖等荣誉。发表论文6篇。

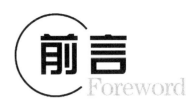

前言
Foreword

　　口腔疾病发病率高、患病人群广,是世界上较为多发的一种疾病,这决定了口腔医学是一门实践性和操作性很强的医学学科。口腔正畸是口腔全科医学中较为重要的一门学科,但正如正畸学家说过的"要牢牢记住,正畸学上没有永恒的东西。我们目前所有的矫治器将不可避免地被放入博物馆的架子上,而由更简单、更有效的牙移动方法所取代。"近年来,口腔医学的新理论、新技术、新材料、新方法、新器械的不断涌现,使得口腔医学得以迅速发展。伴随着人民生活水平的不断提高和口腔保健意识的不断增强,人们对口腔医师的需求也越来越多。因此,对于口腔科临床医师而言,及时更新自己的专业知识,与其他临床医师交流经验,不仅可以巩固自己的医学基础理论知识,还可以提高自己的口腔疾病诊断和治疗水平。鉴于此,我们特组织了一批经验丰富的口腔科临床医师编写了这本《实用口腔医学基础与临床》,希望能为口腔医学的发展作出贡献。

　　本书在编写过程中,参阅了大量相关专业文献书籍,力图将口腔医学领域的最新理论知识和技术呈献给广大读者。本书首先对牙及牙槽手术进行了概述;然后重点阐述了牙体慢性损伤、口腔颌面部炎症、口腔颌面部神经疾病等口腔科常见疾病和多发疾病的临床诊断技术和治疗方法;最后对口腔正畸等进行了介绍。本书内容丰富,重点突出,结构合理,思路清晰,由浅入深地介绍了口腔科重点及要点内容;本书的临床实用性、指导性、可操作性强,适合各级基层医院口腔科医师、进修医师和实习医师参考使用;同样适合医学院校口腔专业教师及学生阅读。

由于时间仓促,临床口腔医学的发展日新月异,编者自身能力有限,书中难免存在不足之处,敬请各位读者见谅,给予批评指正,以便共同进步。

《实用口腔医学基础与临床》编委会
2021 年 8 月

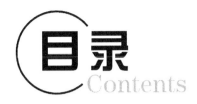

目录
Contents

第一章

牙及牙槽手术

第一节　牙　拔　除　术

普通牙拔除术是指采用常规拔牙器械对简单牙及牙根进行拔除的手术。本节主要介绍牙拔除术的适应证和禁忌证、术前评估及准备、患者及术者的体位、普通牙拔除术的原则与方法(包括常规拔牙器械的使用说明、各类简单牙及牙根的拔除方法)等。

一、拔牙适应证

牙拔除术的适应证是相对的。随着口腔医学的发展、口腔治疗技术的提高、口腔微生物学和药物学的进展、口腔材料和口腔修复手段的不断改进,拔牙适应证也在不断变化,过去很多认为应当拔除的患牙,现已可以通过治疗、修复将其保留下来。随着种植技术的发展,对各种原因导致的保守治疗效果不好的患牙,应尽早拔除以利于及时种植修复。因此,口腔医师的责任是尽量保存牙齿,最大限度地保持其功能和美观,并要根据患者的具体情况决定是否拔除患牙。

(一)不能保留或没有保留价值的患牙

(1)严重龋坏:严重龋坏、无法修复是牙齿拔除最为常见的适应证。但如果牙根及牙根周围组织情况良好则可保留牙根,经根管治疗后桩冠修复。

(2)牙髓坏死:牙髓坏死的患牙因不可逆性牙髓炎、根管钙化等原因无法治疗,或经牙髓治疗后失败,或患者拒绝牙髓治疗。

(3)牙髓内吸收:患牙髓室壁吸收过多甚至穿通时,易发生病理性折断,应当拔除。

(4)根尖周病:根尖周病变已不能用根管治疗、根尖切除或牙再植术等方法保留者,应拔出患牙。

(5)严重牙周炎:重度牙周炎,牙槽骨破坏严重且牙齿松动Ⅲ度以上,应拔除患牙。

(6)牙折。

(7)阻生牙。

(8)错位牙:错位牙引起软组织损伤又不能用正畸方法矫正时应拔除。

(9)弓外牙:弓外牙有可能引起邻近组织损坏又不能用正畸方法矫正时应拔除。

(10)多生牙:影响正常牙齿的萌出,并有可能导致正常牙齿的吸收或移位者,需拔除。

(11)乳牙:乳牙滞留或发生于乳牙列的融合牙及双生牙,如延缓牙根生理性吸收、阻碍恒牙萌出时应拔除;乳牙根端刺破黏膜引起炎症或根尖周炎症不能控制时应拔除。但成人牙列中的乳牙,其对应恒牙阻生或先天缺失时可保留。

(二)因治疗需要而拔除的牙齿

(1)正畸需要:牙列拥挤接受正畸治疗时,部分患者需要拔除牙齿提供间隙。

(2)修复治疗需要:修复缺失牙时,需拔除干扰修复治疗设计或修复体就位的牙。

(3)颌骨骨折累及的牙齿:颌骨骨折累及的牙齿影响骨折的治疗;或因损伤、脱位严重保守治疗效果不好;或具有明显的牙体、牙周病变有可能导致伤口感染均应考虑拔除。

(4)良性肿瘤累及的牙齿:在某些情况下,牙齿可以保留并进行治疗,但如果保留牙齿影响病变的切除时应拔除。

(5)放射治疗前:为预防放射性骨髓炎的发生,放射治疗前应拔除放射治疗区的残根、残冠。

(6)因治疗颞下颌关节紊乱病需要拔除的牙。

(7)因种植需要拔除的牙。

(8)病灶牙:导致颌周蜂窝织炎、骨髓炎、上颌窦炎的病灶牙;疑为引起如风湿、肾炎、虹膜睫状体炎等全身疾病的病灶牙。

(三)由于美学原因需要拔除的牙齿

此种情况一般包括牙齿严重变色(如四环素牙)或者严重错位前突。尽管有其他办法来矫正,但有些患者可能会选择拔除患牙后修复重建。

(四)由于经济学原因需要拔除的牙齿

患者不愿意或无法承受保留牙齿治疗的费用,或没有时间接受保守治疗而要求拔除患牙。

二、拔牙禁忌证

与拔牙适应证一样,拔牙禁忌证也是相对的。一般来说,拔牙术属于择期手术,在禁忌证存在时,应延缓或暂停手术。如必须进行手术,除应做好周密的术前准备,必要时应请专科医师会诊外,还需具备相应的镇静、急救设备和技术。

(一)全身性禁忌证

(1)未控制的严重代谢性疾病:未控制的糖尿病患者及肾病晚期伴重度尿毒症患者应避免拔牙。

(2)急性传染病:各种传染病在急性期,特别是高热时不宜拔牙。

(3)白血病和淋巴瘤:患者只有在病情得到有效控制后才可拔牙,否则可能会导致伤口感染或大出血。

(4)有严重出血倾向的患者:如血友病或血小板异常的患者在凝血情况恢复前应尽量避免拔牙。

(5)严重心脑血管疾病患者:如重度心肌缺血、未控制的心律不齐、未控制的高血压或发生过心肌梗死患者,须在病情稳定后方可拔牙。

(6)妊娠:在妊娠期前 3 个月和后 3 个月应尽量避免拔牙。妊娠中间 3 个月可以接受简单牙的拔除。

(7)精神疾病及癫痫患者:应在镇静的条件下才能拔牙。

(8)长期服用某些药物的患者:长期服用肾上腺皮质激素、免疫抑制剂和化学治疗药物的患者在进行相应处理后,可接受简单牙的拔除。

(二)局部禁忌证

(1)放射治疗史:在放射治疗后 3～5 年应避免拔牙,否则易引起放射性骨坏死。必须拔牙时,要力求减少创伤,术前、术后给予大剂量抗生素控制感染。

(2)肿瘤:特别是恶性肿瘤侵犯区域内的牙齿应避免拔除,因为拔牙过程中可能会造成肿瘤细胞扩散。

(3)急性炎症期:急性炎症期是否可以拔牙,应根据炎症性质、炎症发展阶段、细菌毒性、手术难易程度(创伤大小)、全身健康状况等决定。如果患牙容易拔除,且拔牙有助于引流及炎症局限,则可以在抗生素控制下拔牙,否则应在控制炎症后拔牙。

三、拔牙器械

(一)拔牙钳

牙钳是用来夹持牙冠或牙根并通过楔入、摇动、扭转和牵引等作用方式使牙齿松动脱位的器械。由于人类牙齿形态各异,因而有多种不同设计形式和构造的牙钳,用于拔除不同部位、不同形态的牙齿。

1.基本组成

拔牙钳由钳柄、关节及钳喙三部分组成(图 1-1)。

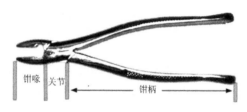

图 1-1　拔牙钳

钳柄的大小是以握持舒适、能传递足够的力量拔除患牙为宜,通常为直线型或曲线型,以便术者使用。钳柄的表面通常呈锯齿状,以便操作时防止牙钳滑脱。欲拔除牙齿的位置不同,握持牙钳的方法也不同。拔除上颌牙时,手掌位于钳柄的下方;拔除下颌牙时,手掌可位于钳柄的上方或下方。

牙钳的关节连接钳柄及钳喙,将力量由钳柄传递至钳喙。关节的形式有水平和垂直两种:关节为垂直的,钳柄亦是垂直的;关节为水平的,钳柄亦是水平的(图 1-2)。

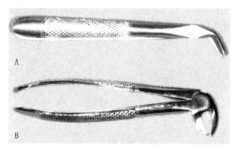

图 1-2　牙钳关节的形式

A.关节为水平的拔牙钳(下颌前牙钳);B.关节为垂直的拔牙钳(鹰嘴钳),都用于拔除下颌切牙及尖牙牙钳之间主要差异是钳喙,其形态为外侧凸起而内侧凹陷,钳喙的设计形状与以下因素有关。①与牙冠形态有关:钳喙内侧的凹陷设计是为了使用时钳喙能够环抱牙冠并与牙齿呈面与面的接触,其外形应与牙冠表面形状相匹配。较窄的钳喙用于拔除牙冠较窄的牙齿(如切牙);较宽的钳喙用于拔除牙冠较宽的牙齿(如磨牙)。如果用拔除切牙的牙钳拔除磨牙,因钳喙太窄而影响拔牙效率;如果用磨牙钳拔除牙冠较窄的切牙时会导致邻牙损伤。②与牙根的形态和数目有关:钳喙尖端不同形状的设计是为了适应不同的牙根形态和数目,从而降低断根的风险。钳喙的形态与牙根越匹配,拔除效率越高,并发症发生率越低。③钳喙具有一定的角度:不同角度的钳喙便于牙钳放置,并可在拔牙时保持钳喙与牙长轴平行。因此,上颌前牙钳的钳喙与钳柄平行。上颌磨牙钳呈曲线型,便于术者舒适地将牙钳放置于口腔后部,且能使钳喙与牙齿长轴平行。下颌牙钳钳喙通常与钳柄垂直,便于术者舒适可控地将牙钳放置于下颌牙。

2.牙钳的分类

(1)上颌牙钳:上颌切牙、尖牙和上颌第二前磨牙一般均为单根牙;上颌第一前磨牙常有 2 个根,根分叉常位于根尖 1/3 处;上颌磨牙常为 3 个根。上颌牙钳的形态就是根据此结构特征而设计的。

上颌牙钳分为以下几种。①上颌前牙钳(图 1-3):用于拔除上颌切牙及尖牙,属于直线型牙钳。②上颌前磨牙钳(图 1-4):用于拔除上颌前磨牙,从侧面看略为曲线型,从上面看为直线型,钳喙稍弯曲。③上颌磨牙钳(图 1-5):左右成对,用于拔除上颌磨牙。上颌磨牙为 3 个根,包括 1 个腭根、2 个颊根,因此上颌磨牙钳腭侧喙为平滑的凹面,而颊侧喙在与颊根分叉相对应的部分有凸起的嵴。④上颌第三磨牙钳(图 1-6):钳喙较宽且光滑,并与钳柄呈一定角度,用于拔除上颌第三磨牙。

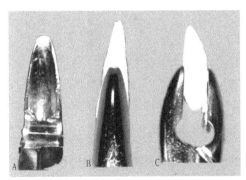

图 1-3　上颌前牙钳喙

A.内侧;B.外侧;C.侧面

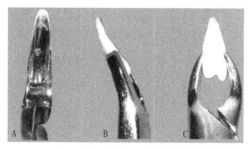

图1-4 上颌前磨牙钳喙

A.内侧；B.外侧；C.侧面

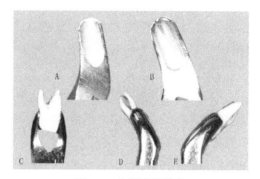

图1-5 上颌磨牙钳喙

A.腭侧钳喙内侧；B.颊侧钳喙内侧，钳喙中间有一纵形

嵴；C.钳喙侧面；D.颊侧钳喙外侧；E.腭侧钳喙外侧

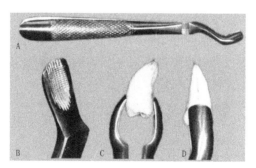

图1-6 上颌第三磨牙钳和钳喙

A.牙钳；B.钳喙内侧；C.钳喙侧面；D.钳喙外侧

（2）下颌牙钳：下颌切牙、尖牙和前磨牙一般为单根牙，下颌磨牙常为2个根。下颌牙钳的形态就是根据此结构特征而设计的。

下颌牙钳分为以下几种。①下颌前牙钳（图1-7）：用于拔除下颌切牙及尖牙，其钳柄与上颌前牙钳相似，但钳喙平滑较窄、方向朝下，钳喙尖部收窄，这使得拔牙钳可以放在牙齿的颈部并抓牢牙齿。②下颌前磨牙钳(图1-8)：用于拔除下颌前磨牙。从侧面看两头向下弯曲，钳喙稍弯曲。③鹰嘴钳(图1-9)：用于拔除下颌单根牙。④下颌磨牙钳(图1-10)：用于拔除下颌磨牙，直角钳柄，钳喙倾斜向下。为适应根分叉结构，双侧钳喙有喙尖。⑤下颌第三磨牙钳(图1-11)：与下颌磨牙钳相似，只是钳喙稍短，钳喙两侧没有嵴，用于拔除已经萌出的下颌第三磨牙。

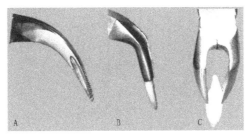

图1-7　下颌前牙钳喙

A.内侧；B.外侧；C.正面

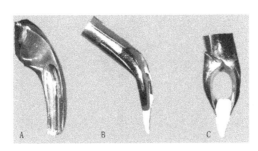

图1-8　下颌前磨牙钳喙

A.内侧；B.外侧；C.正面

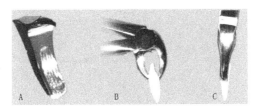

图1-9　鹰嘴钳喙

A.内侧；B.侧面；C.外侧

(3)根钳。①上颌根钳(图1-12)：上颌根钳钳喙窄长，容易夹持牙槽窝深部的残根，用于拔除上颌牙根。临床上最常用的是刺枪式根钳；另外一种根钳的钳喙较长，呈弧形，其工作端位于钳喙尖端。②下颌根钳(图1-13)：下颌根钳钳喙窄长，可以伸入到牙槽窝内，用于拔除下颌牙根。有的下颌根钳钳喙的工作端距离关节较远,以便于拔除位置比较靠后的残根;有的上或下颌根钳钳喙设计成圆形,使牙钳在不伤害邻牙的情况下就位并与牙根呈最大面积的接触,便于牙根的拔除(图 1-12)。

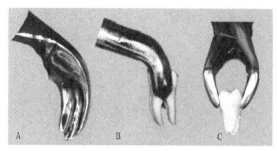

图 1-10　下颌磨牙钳喙

A.内侧;B.外侧;C.正面

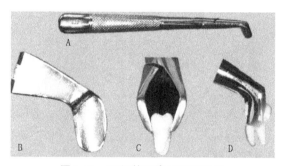

图 1-11　下颌第三磨牙钳和钳喙

A.牙钳;B.钳喙内侧;C.钳喙正面;D.钳缘外侧

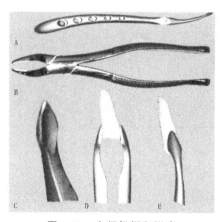

图 1-12　上颌根钳和钳喙

A.弧形根钳;B.刺枪式根钳;C.钳喙内侧;D.钳喙侧面;E.钳喙外侧

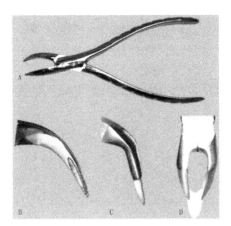

图 1-13　下颌根钳和钳喙

A.根钳；B.钳喙内侧；C.钳喙外侧；D.钳喙正面

（4）乳牙钳：与恒牙相比，乳牙牙冠短小，需要与之相适应的乳牙钳拔除患牙。

（5）其他牙钳。①上颌磨牙残冠钳（图 1-14）：左右成对，用于拔除牙冠严重龋坏的上颌磨牙。其形状与上颌磨牙钳相似，主要区别是钳喙。舌侧钳喙呈分叉状，颊侧钳喙长而弯曲呈点状，锐利的点状喙可以深入到根分叉，通过挤压的力量将牙齿挤出，避免了严重龋坏的牙冠因直接受力而发生碎裂。其主要的缺点是当用于拔除完整的牙齿时，如果不小心有可能造成牙齿颊侧骨板折裂。②牛角钳（图 1-15）：用于拔除下颌磨牙。牛角钳具有两个较尖的钳喙，可以深入到下颌磨牙的根分叉。使用时，在钳喙深入到根分叉后，紧紧挤压钳柄，钳喙则以颊舌侧皮质骨板为支点，将牙齿逐渐压出牙槽窝。但如使用不当，会增加支点处牙槽骨折裂的风险。③分根钳（图 1-16）：拔除下颌磨牙残冠时用于分根。该牙钳形状与下颌根钳相似，但其钳喙内侧锐利呈刃状，将分根钳钳喙深入到根分叉处，握紧钳柄即可将患牙分为近、远中两瓣。

（二）牙挺

拔牙术中最常用的器械是牙挺。牙挺用来挺松牙齿，使之与周围骨组织脱离。在使用拔牙钳之前将牙齿挺松可以简化拔牙过程，降低根折和牙折的概率，即使发生了根折，也会因断根已经松动，容易从牙槽窝中取出。此外，牙挺还可用于拔除残根或断根。

1.基本组成

牙挺由挺刃、挺柄和挺杆三部分组成。

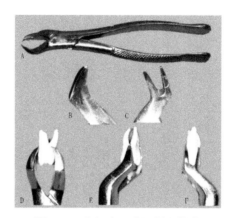

图 1-14　上颌磨牙残冠钳和钳喙

A.牙钳;B.腭侧钳喙内侧;C.颊侧钳喙内侧;D.钳喙侧面;E.颊侧钳喙外侧;F.腭侧钳喙外侧

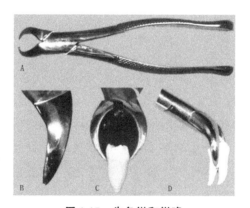

图 1-15　牛角钳和钳喙

A.牙钳;B.钳喙内面;C.钳喙正侧;D.钳喙外侧

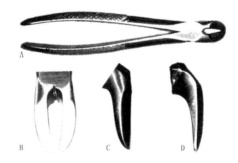

图 1-16　分根钳和钳喙

A.牙钳;B.钳喙正面;C.钳喙外侧;D.钳喙内侧

（1）挺柄的大小和形状应达到抓握舒适、易于施加可控力量的目的,分直柄和横柄两种(图 1-17)。在使用牙挺时,合理使用并施加合适的力量是关键,特别是在使用横柄的牙挺时,由于牙挺产生的力量较大,使用时更应小心。

(2)挺杆连接挺柄和挺刃,应有足够的强度能够承受从挺柄传到挺刃的作用力。

(3)挺刃是牙挺的工作部分,作用于患牙和患牙周围的牙槽骨。

2.种类

牙挺根据形状的不同分为直挺、弯挺和三角挺(图 1-18)。

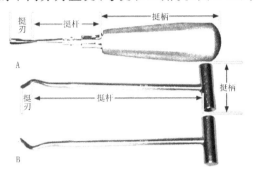

图 1-17 不同挺柄的牙挺

A.直柄牙挺;B.横柄牙挺

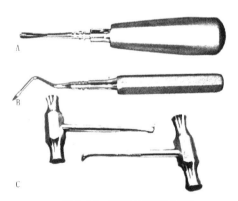

图 1-18 不同形状的牙挺

A.直挺;B.弯挺;C.三角挺

(1)直挺:常用于挺松牙齿。挺刃外凸内凹,使用时挺刃凹面应与患牙牙根长轴方向平行并紧贴牙根。

(2)弯挺挺刃:与直挺相似,但刃与杆呈一定角度,且左右成对,用于挺松口腔较后部区域的牙齿。

(3)三角挺:左右成对,常用于相邻牙槽窝空虚时挺出牙槽窝中的断根。典型例子是下颌第一磨牙折断,远中根断在牙槽窝中,而近中根已随牙冠拔出,将牙挺的刃伸入近中根的牙槽窝中,深入到远中根的牙骨质处,然后转动牙挺,远中根断即被拔出。

不同种类牙挺的最大区别在于挺刃的形状和大小。牙挺挺刃较宽常用于挺松已经萌出的牙齿;根挺挺刃较窄用于从牙槽窝中挺出牙根;根尖挺主要用于去除牙槽窝内小的根尖,由于其挺刃更窄而且薄,操作时尽量不要使用撬动力,以免损坏器械(图 1-19)。

(三)牙龈分离器

牙龈分离器用于普通牙拔除前分离紧贴牙颈部的牙龈组织,以免拔牙时撕裂牙龈(图 1-20)。

(四)牵拉软组织器械

良好的视野和入路是手术成功的必要条件。为了使口腔手术视野清楚,需要专用器械用于牵拉颊、舌软组织,最常用的有口镜,有时还可用手指或棉签进行牵拉(图 1-21)。

(五)开口器

拔牙时开口器可以用来增大患者的开口度,避免因长时间张口而导致患者疲劳。当拔除下颌牙时,因能支撑住下颌骨而避免了颞下颌关节受到过大的压力。常用的开口器有金属制作的鸭嘴式和旁开式开口器及橡胶制作的不同型号开口器(图 1-22)。

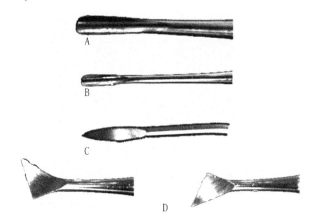

图 1-19　不同规格的挺刃

A.牙挺挺刃;B.根挺挺刃;C.根尖挺挺刃;D.三角挺挺刃

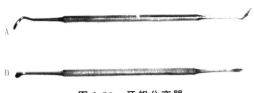

图 1-20 牙龈分离器

A.弯头牙龈分离器;B.直头牙龈分离器

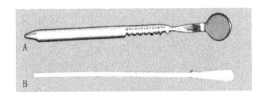

图 1-21 口镜与棉签

A.口镜;B.棉签

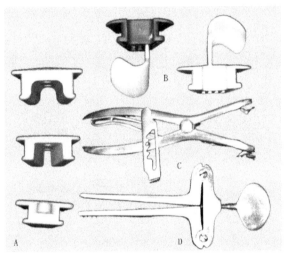

图 1-22 开口器

A.不同开口大小的橡胶开口器;B.具有牵拉舌体功能的
橡胶开口器;C.旁开式开口器;D.鸭嘴式开口器

(六)吸唾器

在拔牙过程中,吸唾器可随时清净口腔内唾液、血液以及使用牙钻和骨钻时的冷却水,保持术野清楚和口腔干净,便于术者操作并使患者口腔感觉舒适。吸唾器由助手操作,它是重要的拔牙辅助器械(图 1-23)。

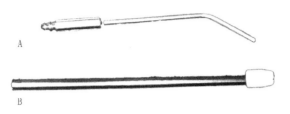

图 1-23　吸唾器

A.金属吸唾器；B.一次性塑料吸唾器

(七)刮匙和镊子

刮匙用在牙拔除后刮除牙槽窝内遗留的炎性肉芽组织、碎骨片和牙片等异物，并搔刮牙槽窝骨壁使新鲜血液充满牙槽窝，形成健康的血凝块，促进牙槽窝愈合。刮匙由刮匙柄和柄两端具有反向折角的两个匙状刮刃构成。使用刮匙时应从牙槽窝底部向牙槽嵴方向施力，避免向牙槽窝深部施加压力，否则可能刺穿上颌窦底或下颌管表面的骨壁，导致口腔上颌窦瘘或下牙槽神经损伤。

镊子用于夹持棉球、纱条等柔软的物体，应避免在口腔内夹持坚硬的物体（如取出已脱位的牙根），以免因夹持力导致牙根弹入咽腔而引起误咽或误吸（图 1-24）。

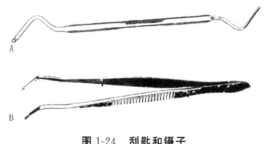

图 1-24　刮匙和镊子

A.刮匙；B.镊子

四、拔牙术前准备

(一)询问病史和全身状况

应仔细询问患者的病史及全身状况，包括可能危及患者生命的一切健康问题。如是否患有心脑血管疾病、肝炎、哮喘、糖尿病、肾病、性传播疾病、癫痫及过敏性疾病，其中应特别注意心脑血管疾病，如心绞痛、心肌梗死、心脏杂音、风湿热、脑梗死、脑出血等。是否长期使用抗凝药物、肾上腺皮质激素类药物、高血压药物及其他药物。对于女性患者需要了解是否在妊娠期或月经期。此外，还应询问曾经治疗时出现过的并发症,以便充分了解患者有关手术的具体问题。通过询问病史及对患者全身状况的了解应初步判断该患者能否接受手术;如果患者对药物或口腔材料过敏如何处理;患者的全身状况是否影响伤口的愈合;拟在术前、术中和术后使用的麻醉、镇静、消炎、止痛等药物对患者的全身状况是否有影响;患者长期服用药物的效果。对以上问题要全面考虑并提出解决措施。

(二)疼痛和焦虑控制

由于患者在拔牙前可能通过不同途径了解到不愉快的拔牙经历,会先入为主地认为这个过程很痛苦,因而可能对拔牙治疗存在心理恐惧;患者亦可能认为牙齿是身体的一部分,认为拔牙是衰老的象征,对即将失去患牙产生伤感。在这些情况下,患者不愿接受拔牙治疗,但又无法避免,于是患者会焦虑不安。在拔牙过程中,虽然局部麻醉可以阻断痛觉,但压力感受仍存在,另外还存在其他不良刺激(如敲击去骨及器械之间的撞击声),而这时患牙可能已经疼痛较长时间,引起患者身心疲惫造成疼痛阈值降低,使患者对拔牙过程中的疼痛更加敏感,从而加重患者的焦虑和恐惧。如果患者患有其他全身性疾病,可能会导致患者病情加重并可能诱发危及患者生命的并发症,因此在术前和术中控制患者焦虑非常重要。

医师通过给予患者关心与安慰,对操作过程进行细心地解释,使患者对医师产生信任感,即可达到控制焦虑的目的。

如果患者过于焦虑,则需要使用药物辅助治疗。术前口服地西泮可使患者于手术前夜得到良好的休息,可极大地减轻手术当天的焦虑。

对于中度焦虑患者可使用氧化亚氮镇静。对极度焦虑患者,则需要静脉镇静。

(三)牙齿拔除难度的临床评估

患牙拔除前医师应对其拔除难度进行仔细评估,要认真考虑以下各种因素。

1.手术入路

(1)张口度:张口受限多为感染导致的牙关紧闭、颞下颌关节紧张综合征或肌肉纤维化等。张口受限会妨碍拔牙操作,如果患者张口明显受限,则应考虑采用外科拔除法。

(2)患牙位于牙弓的位置:位置正常的牙齿易于安放牙挺或牙钳,而牙列拥挤或错位牙则给安放常规使用的牙钳带来困难,此时应选择合适的根钳或考虑使用外科拔除法。

2.牙齿动度

松动患牙易于拔除,但拔牙后需对软组织进行妥善处理,特别是重度牙周炎的患牙,要对牙槽窝进行仔细搔刮,避免遗留病理性肉芽组织。

对小于正常动度的患牙应仔细评估是否存在牙骨质增生或牙根粘连。牙根粘连常见于滞留的乳磨牙、曾行根管治疗的死髓牙。如果牙根发生粘连应考虑使用外科拔除法。

3.牙冠情况

如果牙冠大面积龋坏或有大面积的牙冠修复体,牙冠的脆性会增大,在拔除过程中很可能发生冠折,拔除时应将牙钳尽量向根方放置。

如果患牙表面有大量牙石,在拔除前应先用刮匙或超声洁牙机清洁牙面,因为牙石可能会妨碍牙钳就位,而且可能会脱落于牙槽窝中造成感染。

4.邻牙情况

当邻牙有大面积银汞合金、做过根管治疗或有冠修复时,在使用牙挺或牙钳拔除患牙过程中应特别小心,因为可能会造成修复体折断。术前应告知患者有损伤修复体的可能。

(四)影像学检查

术前拍摄牙片可以为术者提供准确、详细的关于患牙牙冠、牙根和周围组织的信息,阻生牙和埋伏多生牙可拍摄全口曲面断层片。

1.患牙与邻牙的关系

应注意患牙与邻牙及邻牙牙根的关系,拔乳牙时应注意患牙牙根与其下方恒牙的关系。

2.患牙与重要解剖结构之间的关系

拔除上颌磨牙时应注意牙根与上颌窦底之间的关系。如果中间只存在一薄层骨板,拔牙过程中上颌窦底穿通的可能性将增加,需使用外科法拔除患牙。

下颌磨牙的牙根与下牙槽神经管很近。在拔除下颌阻生磨牙前评估下牙槽神经管与下颌磨牙牙根之间的关系极其重要,否则可能会损伤下牙槽神经并导致术后下唇麻木。

3.牙根的结构

(1)牙根数目:首先要判断牙根的数目,牙根数目越多,牙齿拔除难度越大。通常每颗牙齿都有特定的牙根数,但有时会发生变异,如果术前可以明确牙根数,即可及时调整拔除方法以避免断根。

(2)牙根弯曲度及分叉程度:牙根的弯曲度与根分叉程度越大,牙齿拔除难度越大。如果牙根的弯曲度或根分叉程度过大时,需要采用外科法拔除患牙。

(3)牙根形状:牙根为短圆锥形则较容易拔除,如果牙根较长、弧度较大或根尖处弯曲成钩状则较难拔除。

(4)牙根大小:短根牙比长根牙容易拔除。如果牙根较长且有牙骨质增生则较难拔除,因为牙骨质增生常见于老年患者,对这些患者应仔细观察是否存在牙骨质增生。

(5)根面龋:根面龋会增加根折发生的可能性。

(6)牙根吸收:牙根吸收(内吸收或外吸收)会使根折的发生率增加,若牙根广泛吸收则应考虑外科拔除法。

(7)根管治疗史:接受过根管治疗的患牙会出现牙根粘连或变脆,应采用外科拔除法。

4.周围骨组织情况

(1)骨密度:牙片的透射性越高则骨密度越低,患牙拔除越容易;若阻射性增加则意味着骨密度增加,可能有致密性骨炎或骨质硬化,牙齿拔除的难度则增加。

(2)根尖病变:患牙周围骨质是否存在根尖病变,如果死髓牙根尖周围出现透射影,即说明患牙根尖周围发生肉芽肿或根尖周囊肿,拔牙后搔刮牙槽窝时应将这些病变组织彻底清除。

(五)规范化的医师及患者体位

术者站或坐在患者的右前或右后方,前臂与地面平行,肘部位于患牙水平,该种姿势比较舒适而且方便操作。助手站于患者左侧,即2~4点的位置,此位置便于传递器械及吸唾。麻醉时患者应采取仰卧位或半仰卧位。拔除上颌牙时,患者头部后仰,调节椅位使患者在大张口时上颌牙合平面与地面呈45°角左右。拔除下颌牙时,患者稍直立,大张口时下颌牙合平面与地平面平行。拔除上下颌前牙时,患者头部居中,双眼正视前方。拔除右侧上下颌后牙时,患者头部偏离术者。拔除左侧上下颌后牙时,患者头部略偏向术者。

(六)器械准备

最好将所有器械集中于托盘,包在一起消毒,在术中打开,便于使用。普通牙拔除器械除局部麻醉注射器和局部麻醉药外,应包括牙龈分离器1把、刮匙1把、直挺1把、拔牙钳1把、口镜1把、镊子1把、金属吸唾器1支、棉条2个,也可用金属盒子来替代托盘。

五、普通牙拔除的基本步骤

(一)麻醉

选择适当的麻醉方法进行麻醉。

(二)消毒

1%碘酊消毒患牙及周围牙龈或嘱患者用漱口水含漱。

(三)分离牙龈

将牙龈分离器插入龈沟内,以邻牙为支点,沿唇、腭侧牙颈部曲线从近中向远中滑动将牙龈完全分离。

(四)用牙挺或牙钳拔除患牙

1.牙挺拔牙的基本方法

将牙挺挺刃插入患牙近中颊侧牙槽骨与牙根之间,以牙槽突为支点,向根尖方向楔入后,再同时使用转动和撬动力量,使牙槽窝扩大,牙齿松动并向上浮动。

2.牙钳拔牙的基本步骤

(1)插:将钳喙尽量向牙根方向插入,钳喙长轴应与牙齿长轴一致,避免夹住牙龈。

(2)抱:钳喙牢固地环抱住牙颈部。

(3)摇:以根尖为轴心,向唇(颊)、舌(腭)侧逐渐摇动牙齿。

(4)转:部分单圆根牙齿可使用旋转力使牙齿松动。

(5)牵:当牙齿松动后一般从骨质较薄弱的一侧牵引拔除患牙。

3.牙挺与牙钳结合使用

亦可以先用牙挺挺松患牙后,再使用牙钳将其拔出。

(五)处理拔牙创口

(1)查:牙齿拔出后,首先应检查牙齿的牙根数目是否相符,牙根外形是否完整;其次应检查牙槽窝,助手用吸唾器吸净唾液和血液,清楚显露牙槽窝后,根据拔出牙齿检查结果查找有无断根等遗留,有无炎性肉芽组织、折裂骨片、锐利的骨尖骨嵴,有无活跃出血等;最后检查牙龈等软组织有无撕裂、渗血,邻牙有无异常松动等。并根据以上检查结果给以对症处理。

(2)刮:用刮匙搔刮牙槽窝底的炎性肉芽组织、碎牙片及结石等异物。

(3)压:用示指和拇指(戴手套)压住棉条挤压牙槽骨,使扩张的牙槽骨壁复位。

（4）咬：用咬骨钳修整过高的牙槽中隔、骨嵴或牙槽骨壁。

（5）缝：一次拔除多个相邻牙齿时，应对连续的伤口进行缝合。

（6）盖：消毒棉卷覆盖拔牙创口并嘱患者咬紧加压止血。

（六）交代拔牙术后注意事项

（1）术后即可将用纱布包裹冰袋置于拔牙部位的相应面部间断冷敷术区6～8小时（冷敷3分钟，休息30分钟），以减轻术后肿胀。

（2）咬紧棉卷，拔牙后40分钟左右即可将棉卷轻轻吐出。注意棉卷不要咬压过久，以免造成伤口被唾液长久浸泡，引起感染或凝血不良。

（3）有出血倾向的患者，拔牙后最好暂时不要离开，待0.5小时后请医师再次查看伤口，如果仍出血，应做进一步的处理，如局部使用止血药、进行缝合止血、口服止血药物等。

（4）正常情况下，棉条吐出后就不会再出血，唾液中带一点血丝是正常的，如持续出血则应及时复诊。

（5）拔牙后2小时方可进食，当天应吃一些温凉、稀软的食物，如口含冰块或冷饮等，不要吃辛辣刺激性和硬、黏、不易嚼碎的食物，也要避免食用易碎、薄片状的食物（因为掉到牙槽窝内而导致突然的疼痛和影响伤口愈合）。

（6）吸烟、饮酒对伤口愈合有一定影响，拔牙后一两天内最好不要吸烟、饮酒。

（7）拔牙后要注意保护好血凝块，24小时内不刷牙、不漱口、不要用拔牙侧咀嚼食物、不要频繁舔伤口、切忌反复吸吮，以免破坏血凝块。术后第2天开始用漱口水或温盐水漱口。

（七）拔牙后用药

拔牙后一般不用药。但在急性炎症期拔牙，或创伤较大、全身情况较差时，应口服抗生素和止痛药。拔牙后24～48小时可能有轻到中度的不适，对疼痛耐受较差的患者可以给予止痛药，如有必要可补充使用麻醉镇痛药。口内缝线一般一周后拆除。

六、各类牙的拔除方法

（一）上颌牙拔除

1.上颌切牙拔除

通常使用上颌前牙钳拔除上颌切牙。上颌切牙通常是锥形根，唇侧骨板薄而腭侧骨板厚,所以拔除时主要向唇侧用力。开始为缓慢均匀地向唇侧加力扩大牙槽窝,然后向腭侧轻度用力,接着再施以轻度、缓慢的旋转力,最后以适度的牵引力将牙齿向下从唇侧脱位。但应注意侧切牙牙根稍细长且牙根 1/3 常向远中弯曲,所以在拔除前必须进行影像学检查,对牙根弯曲者,拔除时尽量少用旋转力。

2.上颌尖牙拔除

上颌前牙钳是拔除上颌尖牙的最佳工具。全口牙中上颌尖牙通常是最长的,牙根呈椭圆形并在上颌骨前面形成一个称为尖牙突的突起,所以尖牙牙根唇侧的骨板特别薄,但由于牙根很长,拔除比较困难。在拔除过程中如不小心常会造成唇侧牙槽骨骨板骨折。

在拔除时,牙钳钳喙应尽量向尖牙根方放置,先向唇颊侧用力再向腭侧摇动,当牙槽窝被扩大且牙齿有一定动度后,再将牙钳继续向根方放置。在扩大牙槽窝时,可以使用轻度的旋转力,当牙齿被充分松解后,使用唇向牵引力使牙齿向下从近中唇侧方向脱位。

3.上颌第一前磨牙拔除

常用上颌前磨牙钳拔除上颌第一前磨牙。上颌第一前磨牙颊侧骨板较腭侧薄,在根颈 2/3 常为单根,在根尖 1/3~1/2 常分为颊、舌侧两个根,两根细长很容易折断(特别是骨密度增加的老年患者),成年人(年龄>35 岁)拔牙时最易发生断根的就是上颌第一前磨牙。

由于上颌第一前磨牙牙根有两个相对较细的根尖部分,当向颊侧用力时,容易折断颊根;当向腭侧用力时,容易折断腭根,所以拔除时必须控制力量。开始先向颊侧用力,向腭侧的力量应相对较小,以免腭根折断(因颊侧骨板较薄,即便是颊根折断也相对容易取出),最后以略偏颊侧的牵引力使牙齿脱位。拔牙过程中应避免使用旋转力。

由于给成人拔除该牙时极可能发生断根,所以应先使用直挺尽可能将该牙挺松后再用牙钳拔除,即便是发生断根,松动的根尖也容易被取出。

4.上颌第二前磨牙拔除

通常使用上颌前磨牙钳拔除上颌第二前磨牙。上颌第二前磨牙颊侧骨板较薄,腭侧骨板较厚,常为单根,牙根较粗且根尖较钝,因此,拔除该牙时很少发生断根。

牙钳应尽可能向根方放置以获得最大的机械效力。由于牙根相对强壮,拔除过程中可使用较大的颊、腭侧摇动力量和脱位的旋转力和牵引力。

5.上颌磨牙拔除

通常使用左、右成对的上颌磨牙钳拔除上颌磨牙,该拔牙钳的颊侧钳喙上有一个突起可以插入颊侧两根之间。当上颌磨牙牙冠大面积龋坏或有修复体时,建议使用上颌磨牙残冠钳。

上颌第一磨牙颊侧骨板薄而腭侧骨板较厚,有 3 个较粗壮的根,通常情况下两颊根之间分叉较小,颊根与腭根之间分叉较大。拔牙前需对该牙进行影像学检查,应注意 3 个牙根的大小、弯曲度、根分叉程度及牙根与上颌窦的关系。如果两颊根分叉也较大,则很难拔除;如果牙根接近上颌窦且根分叉较大,发生上颌窦瘘的可能性就大。此时应该考虑使用外科拔牙术。

拔牙时牙钳应尽量向根方放置,用较大而缓慢均匀的力量向颊腭侧摇动,向颊侧的力量略大于腭侧,不能使用旋转力。如果根分叉较大,预计会有一个牙根折断时,因为颊根更容易取出,应避免折断腭根,所以需控制向腭侧的力量和幅度。

上颌第二磨牙解剖与第一磨牙相似,但牙根较短,根分叉较小,两颊根常融合成单根。所以该牙较第一磨牙容易拔除。

已萌出的上颌第三磨牙通常是锥形根,一般情况下,只需使用牙挺即可拔除。有时也可以使用上颌第三磨牙钳拔除,该牙钳左右通用。因该牙解剖变异较多,经常会出现小而弯的根,而该牙断根后又非常难取,所以术前一定要进行影像学检查。

(二)下颌牙齿拔除

1.下颌前牙拔除

通常使用下颌前牙钳拔除下颌前牙,有时也可以使用鹰嘴钳。下颌切牙和尖牙唇舌侧骨板都较薄,仅尖牙舌侧骨板相对稍厚,切牙和尖牙形状相似,切牙牙根稍短、细,尖牙的牙根长而粗,所以切牙牙根更容易折断,在拔除前必须充分松解患牙。

牙钳钳喙应尽量向牙齿根方放置,通常先向唇舌侧摇动,摇动的力量和幅度基本相同,当牙齿有一定的松动度后再使用旋转力进一步扩大牙槽窝。最后通过牵引力使牙齿从牙槽窝内脱位。

2.下颌前磨牙拔除

通常使用下颌前磨牙钳拔除下颌前磨牙,有时也可以使用鹰嘴钳。下颌前磨牙舌侧骨板稍厚,颊侧骨板较薄,其牙根直且呈圆锥形,所以是最容易拔除的牙齿。

牙钳应尽量向根方放置,先向颊侧用力摇动,再向舌侧摇动,然后施以旋转力,最后通过牵引力使牙齿向上、颊的方向脱位。术前必须进行影像学检查以确定根尖 1/3 是否存在弯曲,如果存在弯曲,则应尽量减少或者不使用旋转力。

3.下颌磨牙拔除

通常使用下颌磨牙钳拔除下颌磨牙,该牙钳两侧钳喙都有与双根相适应的尖形突起。下颌磨牙的颊舌侧骨板在全口牙中最厚,牙根通常比较粗大,常为双根,牙根有时会在根尖 1/3 与牙槽骨发生融合,拔除难度较大,第一磨牙根分叉常比第二磨牙大,更增加了操作难度,所以全口牙齿中最难拔除的是下颌第一磨牙。

钳喙尽可能向根方放置,用较大的力量向颊舌侧摇动扩大牙槽窝,再使牙齿向颊𬌗方向脱位。第二磨牙舌侧骨板较颊侧薄,所以用较大的舌侧力量可以比较容易拔除第二磨牙。

如果牙根明显为双根,可以使用牛角钳。此牙钳的设计使得钳喙可以伸入根分叉,这样可以产生以颊舌向牙槽嵴为支点的对抗力逐渐地将牙齿从牙槽窝中挤出。如果失败,则可以再施以颊舌侧力量来扩大牙槽窝,然后再加大挤压钳柄的力量。使用该牙钳时必须注意避免损伤上颌牙齿,因为下颌磨牙可能会从牙槽窝中蹦出,使得牙钳突然撞到上颌牙齿。

萌出的下颌第三磨牙通常为融合的锥形根或根分叉较小,舌侧骨板明显较颊侧骨板薄,常用下颌第三磨牙钳(喙短、直角)拔除,大多数情况下患牙经摇动而松动后向舌侧用力使患牙从舌侧𬌗面脱位。如果因根分叉较大等各种原因导致拔除困难时应先用直挺将牙齿挺至中度松动,然后使用牙钳并逐渐增加摇动力量,在牙齿完全松解后再使用牵引力使牙齿脱位。

七、牙根拔除

牙根拔除术包括残根和断根的拔除,两者的情况不同。其中,残根是指牙齿因龋坏等原因而致牙冠基本缺失,仅剩余牙根;而断根是指由外伤或牙拔除术中造成的牙根折断。

造成术中断根的原因有:①钳喙安放时位置不正确,或未与牙长轴平行,或钳喙未深入到牙槽嵴而仅夹住了牙冠;②拔牙钳选择不当,钳喙不能紧贴于牙面而仅仅是点或线的接触;③牙冠有广泛破坏,或有较大的充填物;④牙的脆性增加(如老年人的牙、死髓牙);⑤牙根外形变异(如细弯根、肥大根、额外根);⑥牙根及周围骨质因各种原因发生增生(如牙骨质增生、牙槽骨过度致密、牙根与牙槽骨粘连、老年人牙槽骨失去弹性);⑦拔牙时用力不当或用力方向错误(如使用突然的暴力、向致密坚硬的方向用力过大、向逆牙根弯曲方向用力、误用不该使用的旋转力)。

残根和断根的类型很多,情况较为复杂,拔除的难易程度主要与牙根的以下几种状况有关。①牙根断面与牙槽嵴边缘的关系:牙根断面高于或与牙槽窝边缘平齐则拔除相对容易;牙根断面低于牙槽窝边缘,特别是牙根断面表面部分或全部被牙龈覆盖时,由于不能沿着牙根表面探寻牙根与牙槽骨之间的间隙则拔除相对困难。②牙根间隙的状况:残根因受到长期的慢性炎症刺激,导致根周与牙槽骨壁之间产生不同程度的破坏和吸收使牙根间隙扩大则拔除相对容易;断根由于其牙根与牙槽骨之间正常间隙未被破坏则拔除相对困难;有的残根受到慢性炎症刺激后导致牙骨质与牙槽骨粘连,使牙根失去正常的牙根间隙则拔除难度最大。③牙根牙髓的状况:死髓牙牙根由于失去牙髓营养供应会使牙根组织变得疏松而易碎,拔除时容易导致上段牙根碎裂,使根断面进一步向牙槽窝深入,增大拔除难度,因而死髓牙牙根较活髓牙牙根难以拔除。④牙根的形态、数目和周围组织的关系:弯曲、膨大、细长等有变异的牙根比直立、短小、圆钝的牙根难以拔除;多根牙比单根牙难以拔除;牙根与周围重要组织(如上颌窦、下颌神经管)关系密切的难以拔除。

由于牙根拔除的难易程度变化很大,拔除前应做仔细的临床检查,拍摄X线片,确定牙根的数目、大小、部位、深浅、阻力、根斜面情况及与周围组织的关系(如上颌窦、下颌管),对检查结果经仔细分析后制订手术方案并准备相应器械,对可能发生的情况向患者解释清楚。

术中折断的牙根拔除必须在清楚、直视下进行,要求有良好的照明及止血条件,切忌在未看见断根时盲目操作,原则上各种断根皆应在术中取出,但必须全面考虑,如患者体质较弱,而手术又很复杂时,亦可延期拔除;如牙根仅在根尖部折断(<3 mm),不松动且本身并无炎症存在(一般为阻生牙、埋伏牙、错位牙)时也可不拔除。

牙根的具体状况不同,拔除方法也不一样,以下为较常使用的牙根拔除方法。

(一)根钳拔除法

适用于牙根断面高于牙槽窝边缘的牙根和牙根断面虽平齐或低于牙槽窝边缘但在去除少许牙槽骨壁后能用根钳夹住的牙根(由于用去除牙槽骨壁的方法在术后存在牙槽嵴高度降低、外形凹陷的缺点,最好不要采用此法,可改用直挺拔除法）。安置根钳时,钳喙应尽量向根方插入,要尽量多地环抱牙根,然后尝试摇动并缓慢加力,随着牙槽窝的扩大,钳喙不断向根方深入。对扁平的牙根主要依靠楔入和摇动的力量拔除,对圆钝的牙根还可使用扭转力。

(二)直挺拔除法

根的折断部位比较低,根钳无法夹住时,应使用牙挺将其挺出。尽量选用挺刃窄而薄的直挺,挺刃的大小、宽窄应与牙根表面相适应。高位牙根可用直牙挺,位于牙槽窝内的低位牙根应使用根挺,根尖 1/3 以下的牙根需用根尖挺。一般情况下,牙挺从牙根斜面较高的一侧插入,对于弯根则应从弯曲弧度凸出的一侧进入。挺刃凹面应紧贴牙根并沿着牙根表面用楔的原理尽量向牙根根方插入至牙根与牙槽骨壁之间,挺刃的凸面以牙槽骨骨壁或腭侧骨板为支点施以旋转力,使牙槽窝扩大,牙根与周围组织的附着断裂,即利用楔与轮轴的作用原理使牙根逐渐松动,牙根松动后,牙挺就可乘势插向牙槽窝深处,这样不断推进与旋转牙挺,最后再使用轻微的撬力便可使牙根脱位。多根牙或相邻的牙根需同时拔除时挺刃也可从多根牙或相邻牙根之间插入,以邻近的牙根为支点,这样,在拔除牙根的同时,也挺松了需要拔除的相邻牙根。

(三)三角挺拔除法

最常用于拔除多根牙时已完整拔除患牙的一个根,利用该根空虚的牙槽窝挺出相邻牙槽窝中的断根。使用时将三角挺的挺喙插入已经空虚的牙槽窝底部,喙尖抵向牙槽中隔,以牙槽骨为支点,向残留断根的方向施加旋转力,将残留断根连同牙槽中隔一并挺出。

(四)牙钳分根后拔除

下颌磨牙残冠拔除时,可以先使用牛角钳或分根钳夹持根分叉处,握紧钳柄将患牙分为近、远中两个牙根,而后根据具体情况,用下颌根钳或牙挺分别拔除。

(五)牙挺分根拔除法

适用于磨牙残冠折断部位比较低,根钳无法夹住,且根分叉暴露者。此时可以将直挺挺刃插入近、远中两根间的根分叉下,旋转挺柄即可将残冠分割成近、远两根,而后根据具体情况,用下颌根钳或牙挺分别拔除。

第二节　阻生牙拔除术

阻生牙是指由于邻牙、骨或软组织的阻碍而只能部分萌出或完全不能萌出，且以后也不能萌出的牙。引起牙阻生的主要原因是随着人类的进化，颌骨退化与牙量退化不一致，导致骨量相对小于牙量(牙弓的长度短于所有牙的近、远中径之和)，颌骨缺乏足够的空间容纳全部恒牙。常见的阻生牙为上、下颌第三磨牙，其次是上颌尖牙和下颌第二前磨牙。由于第三磨牙是最后萌出的牙齿，因此最容易因萌出空间不足而导致阻生；因下颌第二前磨牙是在第一前磨牙和第一磨牙之后萌出，上颌尖牙是在侧切牙和第一前磨牙之后萌出，如果萌出空间不足，也会导致阻生。除上述因素外，引起尖牙阻生还有以下因素：①恒尖牙在发育过程中其牙冠位于乳尖牙牙根舌侧，故乳尖牙如果发生任何病变均可影响恒尖牙牙胚的生长发育；②尖牙在萌出过程中，牙根的发育较其他牙完成的早，因而其萌出力量减弱，并且尖牙从萌出到建立殆关系，萌出距离最长；③上颌尖牙从腭侧错位萌出比例较高，而腭侧软组织及骨组织均较致密，萌出阻力大。由于尖牙阻生因素较多，故上颌尖牙阻生是除下颌及上颌第三磨牙阻生之外最常见者。

阻生牙拔除难度是随着年龄的增长而增加，如果延迟拔除，不但可能会导致阻生牙局部组织发生病变、邻牙及邻近骨组织缺损(缺失)，还会增加拔牙时损伤相邻重要结构的风险等许多问题。由于年轻患者能更好地耐受手术、术后恢复速度及牙周组织的愈合质量好于成年患者、操作相对简单、并发症少，还避免了因阻生牙导致的所有局部组织病变等问题，因此在没有拔牙禁忌证的情况下所有阻生牙均应早期、及时拔除。

一、适应证

对有症状和病变或可能引起邻近组织产生症状和病变的阻生牙均应拔除。

(一)引起冠周炎的阻生牙

冠周炎是指部分萌出的阻生牙牙冠周围软组织的炎症，临床表现为不同程度的肿痛和张口受限，如果治疗不及时，感染会蔓延到相邻的面部间隙，导致严重的面部间隙感染。当冠周炎症状减轻或消失时应及早拔除阻生牙。

阻生牙或阻生牙在萌出过程中殆面被软组织覆盖形成的盲袋，是细菌滋生的良好场所。当患者抵抗力降低时,就会引发冠周炎,为了预防冠周炎的发生,需对阻生牙进行预防性拔除。

(二)阻生牙龋坏及导致邻牙龋坏

阻生牙常导致局部自洁能力下降,而产生的龋细菌则会引起阻生牙及邻牙龋坏。应及时拔除龋坏阻生牙,以方便邻牙的牙体治疗并提高邻牙的自洁能力,龋坏的邻牙应尽量采取保守治疗。对于年轻患者,为防止邻牙发生龋坏,可预防性拔除阻生牙。

阻生牙通常无法建立正常的咬合关系,若错𬌗或与邻牙邻接关系不良则可导致食物嵌塞,进而发展为牙周病,调𬌗治疗效果往往不佳,需要及时拔除阻生牙。

(三)阻生牙压迫导致邻牙牙根吸收

阻生牙的压力会引起邻牙牙根吸收,早期及时拔除阻生牙后,缺损的牙骨质可自行修复。

(四)因阻生牙压迫导致邻牙牙周组织破坏

阻生牙(特别是近中或水平阻生)与紧贴的邻牙之间不易保持清洁,易引起炎症,使上皮附着退缩,形成牙周炎,导致牙槽骨吸收。应及时拔除阻生牙,通过牙周治疗或牙周组织再生的方法恢复丧失的牙周组织(缺失的骨质由新生骨填充)。早期预防性拔除阻生牙可防止牙周病的发生。

(五)阻生牙导致牙源性囊肿或肿瘤

牙源性囊肿或肿瘤来自牙源性上皮或滤泡,埋藏在牙槽骨中的阻生牙与滤泡同时存在,滤泡如发生囊性病变则有可能发展成为牙源性囊肿或牙源性肿瘤。如发现滤泡发生囊性病变需尽早拔除。

(六)因正畸治疗需要拔除的阻生牙

因正畸治疗需要后推第一、二磨牙时,阻生的第三磨牙会妨碍治疗,需在正畸治疗前拔除。为保证正畸治疗效果(因阻生第三磨牙可使磨牙和前磨牙向近中移动,导致牙列拥挤),在正畸治疗结束后拔除阻生第三磨牙(尤其是近中阻生)。

(七)可能为颞下颌关节紊乱病诱因的阻生牙

阻生第三磨牙持续的前移力量可使其他牙移位或阻生牙本身错位萌出,造成创伤𬌗,影响到颞下颌关节,应及时拔除阻生牙。

(八)因完全骨阻生而被疑为原因不明的神经痛或病灶牙者

完全骨阻生牙有时也会引起某些不明原因的疼痛。当排除了其他原因后,拔除阻生牙可能会解决疼痛问题。

(九)正颌手术需要

当准备行下颌升支矢状骨劈开术时,阻生第三磨牙会妨碍手术过程,术前6~9个月拔除阻生第三磨牙,待颌骨伤口完全愈合后再行正颌手术,新形成的骨有利于正颌术中预知下颌骨截开的状况,还可提供更多的骨量以利于内固定和术后殆关系的稳定。

(十)预防下颌骨骨折

牙槽骨是容纳牙齿的,但牙齿的存在会不同程度地减少牙槽骨的骨量。阻生下颌第三磨牙占据骨组织的空间,就使得此处下颌骨变得薄弱、更容易骨折。

二、禁忌证

阻生牙拔除的禁忌证与一般牙拔除术禁忌证相同。当阻生第三磨牙处于下列情况时可考虑保留。

(1)正位萌出达邻牙殆平面,经切除远中覆盖的龈瓣后,可暴露远中冠面,并可与对殆牙建立正常咬合关系者。

(2)当第二磨牙已缺失或因病损无法保留时,如阻生第三磨牙近中倾斜角度不超过45°角,可保留作为修复用基牙。

(3)虽邻牙龋坏可以治疗,但因骨质缺损过多,拔除阻生牙后可能导致邻牙严重松动,可同时保留邻牙和阻生牙。

(4)第二磨牙拔除后,如第三磨牙牙根未完全形成,可自行前移替代第二磨牙,与对殆牙建立正常咬合。

(5)完全埋藏于骨内无症状的阻生牙,与邻牙牙周无相通,可暂时保留观察。成年患者(通常超过35岁),如没有其他疾病的表征并且影像学可见到阻生牙周围有一层骨质覆盖,则不需拔除。

(6)阻生牙根尖未发育完成,其他牙齿因病损无法保留时,可将其拔出后移植于其他牙齿处。

(7)第一磨牙龋坏无法保留,如第三磨牙非颊舌位(最好是前倾位),拔除第一磨牙后,间隙可能因第二、三磨牙的自然调整而消失,配合正畸治疗,可获得更好的殆关系。

(8)如果阻生牙的拔除会造成其周围神经、牙齿或原有修复体的损伤,可将其留在原位观察。

三、阻生牙拔除术前准备

(一)临床检查

阻生牙拔除术前必须进行详细的病史询问、全面的体格检查、实验室检查和口腔检查。

1.病史询问

病史询问包括年龄、有无系统性疾病史、手术史、服药史等。

2.体格检查

体格检查包括面型、面色、表情、颊部皮肤有无红肿或瘘管,颈部淋巴结是否肿大、有无压痛,关节区有无弹响、压痛,下唇感觉有无异常,张口型、张口度有无异常等。对患有全身疾病的患者还需进行生命体征检查。

3.实验室检查

对患有全身疾病的患者需根据具体情况进行心电图、血常规、肝肾功能、血糖、凝血功能、甲状腺功能等检查。

4.口腔检查

阻生牙在颌骨中的位置、方向、与邻牙的关系,远中龈瓣的韧性、覆盖牙冠的范围、有无红肿、压痛或糜烂、盲袋内是否有脓性分泌物,牙冠有无龋坏,邻牙的松动度、牙周状况,有无龋坏、折裂、充填体或修复体等,对检查结果要告知患者并详细记录在病历上。

(二)影像学检查及难度评估

不同的阻生牙在拔除时难易程度也有所不同,为了在术前预测拔除难度,需制定阻生牙分类标准和拔除难度标准,通过这些标准预测手术难度及术中、术后可能发生的并发症,并可使手术井井有条地进行。现行主要的分类系统和难度评估都是基于对影像学分析得来的,因此拔除阻生牙前需要进行全面的影像学检查。

最常用的方法是拍摄全口曲面断层片,它可提供颌面部大部分信息,如下颌阻生牙与下牙槽神经的关系、上颌阻生牙与上颌窦的关系等,避免了因仅拍摄局部 X 线片而发生漏诊的可能。另外,根据需要还可增加其他检查方法,如根尖片可了解阻生牙局部更多的细节;咬合片可了解阻生牙颊舌向位置和结构的变化。

拍摄 X 线片应注意投照角度差异造成的影像重叠和失真。如下颌管与牙根影像重叠时,易误认为根尖已突入管内,此时,应观察牙根的牙周膜和骨硬板是否连续、重叠部分的下颌管是否比牙根密度高、有无变窄等,以判断牙根是否已进入下颌管内。下颌阻生第三磨牙常位于下颌升支前缘内侧,在下颌骨侧位片和第三磨牙根尖片上,牙冠常不同程度地与下颌升支前缘重叠,形成骨质覆盖的假象,故判断冠部骨阻力时,主要应根据临床检查和探查,尤其是术中所见牙位的高低。

锥形束计算机体层显像用于阻生牙的检查的优点:可避免平片因影像重叠和投照角度偏差而造成的假象;可直观并量化下颌管在不同层面和方位上与下颌第三磨牙的距离关系;通过调节窗将其他组织图像去除,只留下密度较高的牙齿图像,辅以轴位和其他层面图像可以精确地了解埋伏牙的形态、位置、与邻牙的关系以及邻牙有无移位或根吸收等。但锥形束计算机体层显像需专用设备,花费较大,临床应用受到限制。

1.阻生牙的分类与拔牙难度评估

(1)下颌阻生第三磨牙的分类:下颌阻生第三磨牙可通过以下三条标准进行分类。

角度:是指第三磨牙牙体长轴与第二磨牙牙体长轴所呈的角度。根据阻生牙的长轴与第二磨牙长轴的关系分成七类:中阻生、水平阻生、倒置阻生、垂直阻生、远中阻生、颊向阻生、舌向阻生。

阻生牙除与第二磨牙长轴有成角关系外,牙冠还可能朝颊或舌向倾斜,如果阻生牙已萌出至牙弓,大多数牙冠是舌向倾斜的。如果阻生牙未萌出,可通过拍摄咬合片确定咬合面是朝向颊(舌)侧或颊(舌)向阻生,大多数牙冠位于牙弓偏颊处。

垂直阻生最常见,近中阻生多见,水平阻生较多见,其他阻生类型少见。近中和垂直阻生(除低位垂直)的拔除难度相对较低,水平和远中阻生的拔除难度较高,倒置阻生的拔除难度最大。

与下颌支前缘的关系:根据阻生牙和下颌升支前缘相对位置关系分为3类。①Ⅰ类:阻生牙牙冠的近、远中径完全位于下颌升支前缘的前方。②Ⅱ类:一半以内的阻生牙牙冠的近、远中径位于下颌升支内。③Ⅲ类:一半以上的阻生牙牙冠的近、远中径位于下颌升支内。分类越高牙齿的拔除难度越大。

与𬌗平面的关系:根据阻生牙相对于第二磨牙𬌗平面的位置关系分为3种。①高位阻生:牙的𬌗平面到达或高于第二磨牙的𬌗平面。②中位阻生:牙的𬌗平面位于第二磨牙的𬌗平面和牙颈线之间。③低位阻生:牙的𬌗平面低于第二磨牙的牙颈线。牙拔除的难度随阻生牙埋藏深度的增加而增大。

(2)三分类法在上颌阻生第三磨牙的应用:三分类法在上颌阻生第三磨牙中

的应用与下颌几乎一样,但需考虑以下因素。①角度:垂直阻生最常见,远中阻生常见,近中阻生少见,颊腭向及水平阻生比较罕见。角度分类对上颌阻生牙拔除难度的影响刚好相反,垂直和远中阻生相对简单,而近中阻生拔除困难。②阻生牙颊舌向的位置对拔除难度也有影响:偏颊向的阻生牙(占多数),因颊侧骨板薄而拔除容易;而偏向腭侧的阻生牙拔除难度大。③与𬌗平面的关系:上颌阻生牙同样随着埋藏深度的增加而拔除难度增大。

2.影响阻生牙拔除难度评估其他因素

(1)牙根形态:牙根形态与阻生牙拔除难度之间有非常密切的关系。总体来说,拔除阻生牙最佳时机是牙根已形成 1/3～2/3 时,此时牙根形态是圆钝的,拔除时很少会断根,而且牙根距离重要解剖结构较远。如果牙根完全形成后,拔除难度就会增加(并且随着年龄的增大而增加)。如果在牙根尚未形成的牙胚期拔除,因术中牙胚在牙槽窝内旋转,难以找到合适支点将其挺出,拔除也较困难。另外,需注意牙根弯曲的方向,如果牙根弯曲的方向(向远中弯曲)与牙齿脱位的方向一致,拔除相对简单;如果牙根向近中弯曲,则发生断根的概率增大,需分块拔除。

(2)牙周膜或牙周滤泡的宽度:阻生牙拔除的难度与牙周膜或牙周滤泡的宽度有关,越宽拔除越容易。由于牙周膜或牙周滤泡随年龄的增长而逐渐变窄,所以年轻患者的拔牙难度较年长患者低。尤其是 40 岁以上的患者,由于牙周膜间隙几乎消失,拔除更困难。

(3)周围骨密度:阻生牙拔除难度与周围骨密度有关。骨密度与患者年龄有关,年轻患者骨密度相对低,牙槽骨扩展性大,患牙易于拔除;35 岁以上患者的骨密度高,柔性及扩展性下降,骨阻力增加,拔除难度增大,拔除上颌第三磨牙时可导致上颌结节骨折。

(4)与邻牙的关系:如果阻生牙与邻牙之间有间隙则拔除较容易,如果紧靠邻牙,需注意避免损伤邻牙,如果邻牙有龋坏或大面积修复体时更要格外小心。

(5)与周围重要解剖结构的关系:如果牙根离下牙槽神经、鼻腔或上颌窦很近,术者应注意避免损伤神经、鼻腔和上颌窦。

(三)拔牙器械准备

拥有标准的器械可使操作顺利进行,并可减少并发症的发生。阻生牙拔除的常用器械包括 15 号刀片及刀柄、骨膜分离器、颊拉钩、牙挺、持针器、线剪、缝合针及缝线(可吸收或不可吸收)、外科专用气动式手机和外科专用切割钻。

(四)知情同意

术前必须告知患者拔除阻生牙的风险以及可能出现的并发症,如局部麻醉可能发生药物过量或变态反应,可能会引起血肿或深部组织感染,针尖刺中下牙槽神经可导致暂时性下唇麻木,腭大神经麻醉可能会导致暂时性咽部异物感、恶心;术中可能需要切开牙龈、去骨、分牙、缝合切口,可能会出现不适感;如果邻牙有龋坏、填充体、修复体或有严重牙周病,术中可能会损害邻牙或修复体;术后疼痛也可能由邻牙牙髓炎引起;拔除上颌第三磨牙、尖牙或多生牙可能会引起上颌结节骨板折裂、患牙或牙根进入上颌窦,可能会损伤上颌窦或鼻腔,导致术后口腔上颌窦瘘或口鼻瘘;拔除下颌第三磨牙或尖牙有可能损伤下牙槽神经、颏神经和舌神经,导致一侧下唇或舌体暂时性或永久性麻木;术后可能会发生出血、肿痛、张口受限、干槽症;术中、术后可能须使用抗生素及止痛药等。

知情同意是医疗实践中的一个重要环节,尽量做到术前告知义务,医护人员有义务应用自己的知识给患者讲解、引导其对病情做出合理的治疗决定,这样可最大程度地保证医疗安全。当患者遭受到一个没有事先告知的意外并发症时,会引起患者和医护之间不必要的争执。

(五)麻醉及体位

因为阻生牙拔除难度较大,耗时较长,所以长效、足量、完全的麻醉效果非常重要。医护和患者的手术体位同普通牙拔除。整个手术过程可能对部分焦虑和牙科畏惧症的患者存在不适的噪声和感觉,因此对这些患者可在术前控制焦虑、术中配合使用镇静方法等。

四、下颌阻生第三磨牙拔除

(一)阻力分析与手术设计

下颌阻生第三磨牙位于下颌骨体后部与下颌升支交界处,由于阻生牙的阻生状况和形态不同,拔除难度也各不相同,但无论何种类型和形态的阻生牙,将其顺利拔除的关键是有效解除阻生牙的各种阻力,因此阻力分析是拔除下颌阻生第三磨牙的必要步骤之一。下颌阻生第三磨牙拔除阻力有以下几种。

1.冠部阻力

冠部阻力包括软组织阻力和骨组织阻力。

(1)软组织阻力来自阻生牙上方覆盖的龈瓣,该龈瓣质韧并保持相当的张力包绕牙冠,对阻生牙𬌗向和远中向脱位形成阻力。该阻力通过切开、分离软组织即可解除。

(2)骨组织阻力来源于包裹牙冠的骨组织,主要是牙冠外形高点以上的骨质。冠部骨组织阻力单从 X 线片判断常有误差,应结合临床检查进行判断。垂直阻生的冠部骨组织阻力多在远中,近中或水平阻生的冠部骨组织阻力多在远中和颊侧。该阻力可通过分切牙冠和(或)去骨的方法解除。

2.根部阻力

根部阻力来自牙根周围的骨组织,是主要的拔牙阻力,其阻力大小与下列情况有关。

(1)阻生牙倾斜度:垂直阻生牙牙根与拔除脱位方向一致,根部阻力较小;近中阻生牙倾斜度较大,与拔除脱位方向不一致,需要转动角度,所以根部阻力较大;水平位阻生牙倾斜度约 90°,与拔除脱位方向更不一致,需转动更大的角度,所以根部阻力更大;倒置阻生牙牙根倾斜度超过 90°,冠、根部阻力均最大,拔除时需大量去骨后再将牙分割成多段才能拔除,所以拔除最困难。

(2)牙根形态:融合根、特短根、锥形根的根部阻力小,用挺出法即可拔除;双根且根分叉较高同时双根间距较大者,根部阻力较大,需用分根法解除根部阻力;多根牙、根分叉较低且牙颈部有较大骨倒凹者,肥大根、U 形根、特长根的根阻力大,常需去骨达根长 1/3 甚至 1/2 以上才能解除根部阻力。

(3)根尖形态:正常根尖、根尖弯向远中、根尖发育未完成者,根尖部阻力很小,拔除较容易;根尖弯向近中、颊舌侧或根尖弯曲方向不一致、根端肥大者,根尖阻力较大,拔除较困难。

(4)周围骨组织密度:年轻人根周骨密度疏松,牙周间隙明显,比中老年人容易拔除;根周骨组织因慢性炎症而出现明显骨吸收者,根阻力小,容易拔除;如因慢性炎症导致骨硬化或根周骨粘连,则根阻力变大,拔除较困难,该情况多见于年长患者。

去除根部骨组织阻力的方法有分根、去骨、增隙。单纯去骨创伤较大,应多采用分根、增隙等多种方法综合应用解除牙根阻力。

3.邻牙阻力

邻牙阻力是指第二磨牙产生的妨碍阻生牙拔除脱位的阻力。其阻力大小视阻生牙与第二磨牙的接触程度和阻生的位置而定,该阻力可通过分冠和去骨的方法解决。

要根据阻力分析、器械设备条件和术者经验设计合理的手术方案。手术方案包括麻醉方法和麻醉药物的选择、切口的设计、解除阻力的方法、去骨部位和去骨量、分割冠根的部位、牙脱位的方向。由于手术方案主要是根据影像结果制订的,如果术中出现与临床实际情况不相符时,应及时调整术前设计的方案。

(二)拔除步骤

下颌阻生第三磨牙拔除术是一项较为复杂的手术,手术本身包含对软组织和骨组织的处理,要严格遵守无菌原则。

1.麻醉

通常选择下牙槽神经、舌神经、颊长神经一次性阻滞麻醉。为减少术中出血、保证术野的清晰和方便操作,可在阻生牙颊侧及远中浸润注射含血管收缩剂(肾上腺素)的麻醉药物。

2.切口

因下颌阻生第三磨牙位于口腔最后部而导致操作视野有限,通常需切开、翻瓣以提供清晰的视野。高位阻生一般不需切开,或仅在远中切开、分离牙龈即可;中低位阻生最好选用袋型切口,也可选用三角型切口。袋型切口从阻生牙颊侧外斜嵴开始,向前切开至第二磨牙远中偏颊处,再沿第二磨牙颊侧牙龈沟向前切开至第二磨牙近中(短袋型切口)或继续沿牙龈沟向前扩展至第一磨牙近中(长袋型切口),牙龈乳头保留在组织瓣上,切开时刀刃应直达骨面,全层切开黏骨膜。

如果阻生牙埋藏很深,也可选用三角型切口,该切口是在袋型切口的基础上,在第二磨牙近中或远中颊面轴角处附加一个向前下斜行与龈缘约为 $45°$ 的减张切口,附加切口与牙龈沟内切口必须保持钝角以保证基部足够宽(提供足够的血供),长度不能超过移行沟底。

3.翻瓣

将骨膜剥离器刃缘朝向骨面插入到骨膜与牙槽骨之间,从切口前端开始,先旋转分离牙龈乳头,再沿牙槽嵴表面向后推进,要确保组织瓣全层分离,如遇因未完全切开而导致分离困难时,应再次切开,避免因强行剥离引起组织撕裂。分离、翻瓣的范围原则上以显露术区即可,颊侧不要超过外斜嵴,舌侧不要越过牙槽嵴,以免引起过重的术后肿胀,组织瓣翻开后将颊拉钩置于组织瓣与术区之间,使组织瓣得以保护并可充分显露术区。

4.去骨

翻瓣后应根据X线片和临床实际的骨质覆盖状况决定去骨部位和量,选用外科专用切割手机和钻去骨。去骨的一般原则:显露牙冠的最大周径;尽量保持颊侧皮质骨高度;根据患牙拔除难度以及切割牙冠方式确定去骨量。

去骨的目的是暴露牙冠,包括去除全部殆面和部分颊侧、远中的牙槽骨,为保持牙槽骨高度,去除颊侧及远中牙槽骨时可仅磨除贴近患牙的部分牙槽骨,这样既显露了牙冠,又达到了增隙的目的。

舌侧及近中牙槽骨原则上不能去除,因为这样可能会伤及舌神经、第二磨牙及第二磨牙牙周骨质。由于舌神经位于舌侧软组织内,可能平行于牙槽嵴顶行走,为避免损伤神经,在远中去骨时不要超过中线,将分离器置于远中骨板周围进行保护,确保切割钻不伤及软组织。

5.增隙

增隙是在患牙的颊侧和远中骨壁磨出沟槽(在临床实际操作中,该步骤大多已在去骨时完成),将磨出的沟槽作为牙挺的支点。沟槽宽度约 2 mm,该宽度既可容纳牙挺又不会因太宽导致牙挺失去支点在沟槽内打转。增隙时,将牙钻与牙体长轴平行,在患牙表面去骨磨出一小沟,从小沟开始向近、远中磨除患牙颊侧和(或)远中表面骨质,将患牙和骨壁分离,沟的深度达牙颈部以下(通常与切割钻的长度相当,不会影响颌骨的机械强度),注意不要伤及下牙槽神经管。

6.分切患牙

分切患牙包括截冠和分根。其目的是解除邻牙阻力、减小根部骨阻力。其优点是减小创伤、减少操作时间、降低并发症。最常用的方法是用钻从患牙牙冠颊侧正中向舌侧进行纵向切割,深度达根分叉以下,将牙分成近中和远中两部分(由于有的患牙舌侧面非常接近舌侧骨板,而且舌侧骨板较薄,为避免损伤舌侧软组织及舌神经,通常切割至余留患牙舌侧少部分牙体组织即可,不可将整个患牙颊舌向贯穿磨透,然后用直挺插入沟槽底部旋转将患牙折裂成理想比例的近中和远中两部分)。

有时,近中部分仍存在邻牙阻力时,可在近中部分釉牙骨质界处做一横断切割,将其分割为牙冠和牙根两部分,先取出牙冠,然后挺出牙根。如是多根牙,可将牙根分割成多个单根后再分别挺出。

7.拔出患牙

当完全解除邻牙阻力、基本解除骨组织阻力后,根据临床具体情况,选择合适的牙挺,分别将患牙分割后的各个部分挺松或挺出,挺松部分用牙钳将其拔除,以减少牙挺滑脱和牙体被误吸、误吞的可能。使用牙挺时切忌用力过度,应注意保护邻牙及骨组织(用手指接触患牙及邻牙并抵压于舌侧,感知两牙的动度,控制舌侧骨板的扩张幅度),以免造成舌侧骨板、相邻第二磨牙、下颌骨的损伤或患牙移位。

对分割拔出的患牙,应将拔除的牙体组织进行拼对,检查其完整性,如有较大缺损,应仔细检查拔牙窝,避免遗留。

8.处理拔牙窝

用生理盐水对拔牙窝进行清洗和(或)用强吸的方法彻底清理拔牙时产生的碎片或碎屑,对粘连在软组织上的碎片可用刮匙刮除,但不能过度搔刮牙槽窝,以免损伤残留牙槽骨壁上的牙周膜而影响伤口愈合。

在垂直阻生牙的远中部分、水平阻生或近中阻生牙冠部的下方常存在肉芽组织,X线片显示为三角形的低密度区,如探查为脆弱松软、易出血的炎性肉芽组织,应予以刮除;如探查为韧性、致密的纤维结缔组织,则对愈合有利,不必刮除。低位阻生的牙冠常有牙囊包绕,多与牙龈相连,应将其去除,以免形成残余囊肿。

压迫复位扩大的牙槽窝,修整锐利的骨缘,取出游离的折断骨片。为预防出血,可在拔牙窝内放入吸收性明胶海绵1~2块。

9.缝合

缝合的目的是将组织瓣复位以利愈合、防止术后出血、缩小拔牙创口、避免食物进入、保护血凝块。缝合不宜过于严密,通常第二磨牙远中处可以不缝,这样既可以达到缝合的目的,又可使伤口内的出血和反应性产物得以引流,从而减轻术后肿胀和血肿的形成。

缝合切口时,要先缝合组织瓣的解剖标志点,如切口的切角和牙龈乳头,因为拔牙后有些解剖结构发生了变化,这样可以避免缝合时组织瓣移位。缝合完成后用消毒棉卷覆盖拔牙创口并嘱患者咬紧加压止血。

10.术后医嘱

同一般牙拔除术。由于下颌阻生牙拔除损伤较大,术后可适当使用抗生素和止痛药。

(三)各类阻生牙的拔除方法

1.垂直阻生

如果患牙已完全萌出,根部和骨组织阻力不大时,可分离牙龈后用牙挺直接拔除;如果患牙未完全萌出,存在较大软组织阻力时,可将患牙𬌗面及远中龈瓣切开、翻瓣,完全消除软组织阻力后再用牙挺拔除。将牙挺置于患牙近中,以牙槽突为支点,以楔力为主,逆时针向远中转动,使患牙获得向上后的脱位力。

如果患牙牙冠有较大的骨组织阻力时,需去除牙冠𬌗面全部骨质和远中部分骨质后再拔除患牙。如果患牙根分叉大而导致根部骨组织阻力较大时,应用钻将患牙垂直分割成近、远中两瓣后分别拔除。对于低位、骨组织阻力大者应采用去骨、增隙、分根等联合方法。

2.近中阻生

对邻牙和根部阻力不大的高位近中阻生牙(近中部分位于第二磨牙牙冠外形高点或以上),多可直接挺出。操作时应压紧邻牙进行保护,如患牙牙冠下方有新月形(非炎症性骨吸收)或三角形(炎症性骨吸收)间隙存在时,则更有利于牙挺的插入和施力。

大多数近中阻生牙的邻牙阻力较大,为保证患牙牙冠及牙根有足够的脱位空间,需用钻将患牙分割成几部分。如患牙牙根阻力不大,可使用近中分冠法解除邻牙阻力即可;如患牙牙根阻力较大,需在解除邻牙阻力的同时解除或减小患牙根部骨组织阻力,应使用正中分冠法,将患牙分成近中和远中两部分后再依次挺出。

3.水平阻生

高位水平阻生可采用正中分冠法拔除,先在患牙颊侧和远中增隙,用钻正中垂直切割牙冠至根分叉以下,将患牙分成近中和远中两部分,先挺出远中部分,再挺出近中部分,如果近中部分因邻牙阻挡不能被挺出,可在其釉牙骨质界处进行横断切割,将近中部分再切割成冠和根两部分,先取出冠部,再取出根部。

中、低位水平阻生通常邻牙阻力很大,首先需去除覆盖患牙牙冠的骨质,并在牙冠的颊侧及远中增隙以显露牙冠,再从牙冠最大周径处将其横断、分离,被分离的牙冠应上宽下窄,以利于取出。取出牙冠后再将其他部分挺出,如分离的牙冠无法整体取出,可再切割分块后取出,如牙根分叉较大时,需分根后依次拔除。

4.远中阻生

由于下颌升支对远中阻生患牙的阻力较大,必须通过去除患牙牙冠或远中部分牙冠,消除患牙远中阻力后,才能将患牙完全拔除;如果患牙牙根阻力较大时,可通过分根的方法解决。

5.倒置阻生

倒置阻生第三磨牙往往深埋在下颌骨及升支内,并与第二磨牙相邻,拔除相当困难。首先去除覆盖患牙牙根上方的骨质,并在患牙牙根及牙冠周围增隙,然后沿患牙长轴方向分割患牙,最后将分割成块的患牙依次取出。如果患牙牙冠阻力较大时,可先分块取出牙根,再分块取出牙冠。

6.牙胚

因牙胚没有牙根,其周围均有大量的骨质,为减少创伤,可用钻仅去除牙胚殆面少量骨质,开窗显露牙胚,再将牙胚分切成几部分后分块取出即可。

五、上颌阻生第三磨牙拔除

上颌阻生第三磨牙与下颌阻生第三磨牙相比拔除难度低,拔除方法也有很多相同点,具体步骤如下。

(一)切口

由于上颌阻生第三磨牙的颊侧和远中没有重要解剖结构,而且无论是袋型切口或三角型切口(注意在缝合松弛切口时需要一定的手术技巧),其术后反应均较轻,因而除高位阻生患牙使用袋型切口外,为了获得良好的手术视野,低位或埋藏阻生患牙均可使用三角型切口。

切口起于上颌结节前面微偏颊侧,向前至第二磨牙的远中,再沿着第二和第一磨牙牙龈沟向前延伸,如选用三角型切口,可在第二磨牙近中或远中颊侧附加松弛切口。

(二)翻瓣

同下颌阻生牙拔除。但在分离腭侧瓣时要完全游离,范围要超过腭侧牙槽嵴,以免阻挡患牙的脱位。

(三)去骨、增隙

上颌骨质比较疏松,去骨时要注意尽量保存骨质,一般只需去除患牙颊侧和殆面的骨质,暴露牙冠即可。

(四)分牙、挺松、拔除

上颌第三磨牙垂直阻生约63%,远中阻生约25%,近中阻生约12%,其他位置极少。

由于上颌牙槽骨较疏松,弹性较大,因而拔除垂直和远中患牙时一般不需分牙,将牙挺插入患牙近颊侧牙周膜间隙,以牙槽嵴间隔为支点将患牙向远颊殆或颊殆方向挺出即可。操作时要注意施力的大小和方向,避免向上和向后使用暴力,因为如果患牙与周围骨质粘连严重或牙根阻力较大时,向后使用暴力可导致患牙远中牙槽骨或上颌结节折裂;如果向上用力插入牙挺时,挺刃未能进入患牙牙周间隙,而是直接作用于患牙,有可能将患牙推入上方的上颌窦或翼颌间隙。

当整体挺出患牙有困难时,需分析原因,如果是骨质粘连引起,可在患牙腭侧和远中去骨、增隙;如果是根阻力较大,可采用分根的方法解决;为避免将患牙推入上方,可将颊拉钩置于上颌结节后方,这既可感知作用力的方向,阻挡患牙向上方移位,还可通过抵挡产生的楔力使患牙向𬌗方脱位。

拔除近中阻生患牙时,由于第二磨牙限制了其向远中及𬌗方脱位,可采用磨冠法解除邻牙阻力后拔除。拔除水平阻生患牙时,需去除较多骨质后显露患牙,再将患牙分割成若干块后,分块拔除。

(五)清理牙槽窝与缝合

同下颌第三磨牙。因上颌第三磨牙根尖部贴近上颌窦,搔刮时要避免穿通上颌窦。

(六)术后医嘱

同下颌第三磨牙。由于上颌阻生牙拔除手术损伤小,术后恢复要比下颌阻生牙快,通常可以不用止痛药和抗生素。

六、阻生尖牙拔除

尖牙对牙𬌗系统的功能和美观甚为重要,故对其拔除应持慎重态度。术前应与口腔正畸医师商讨,如能通过手术助萌、正畸、移植等方法,则可不拔除。如决定拔除,术前要拍摄定位或计算机体层显像片,确定患牙在牙槽骨中的位置、邻牙阻力、牙根形态和弯曲度,并确定与鼻底及上颌窦的关系。尖牙阻生好发于上颌,由于阻生下颌尖牙的处理方法基本与上颌一致,故此处仅讨论上颌阻生尖牙。

(一)切口及翻瓣

根据患牙位于颌骨的位置确定手术入路。通常患牙牙冠位于唇侧较位于腭侧或中央容易拔除,牙冠位于唇侧,选择唇侧入路;位于腭侧,则选择腭侧入路;位于中央的话,可以选择唇、腭两侧入路翻瓣。切口可选择袋型、三角型或梯型。如阻生位置高可采用牙槽峰弧形切口。翻瓣方法同前。

(二)去骨

用钻磨除覆盖患牙牙冠的骨组织,显露牙冠最大周径。

(三)分割、拔除患牙

如果埋藏尖牙有牙囊滤泡包裹,则用牙挺挺出即可;如果骨组织阻力较大或牙根弯曲,难以整体挺出,则用钻在患牙牙冠最大周径处将牙冠横断,分别挺出牙冠和牙根。

（四）清理拔牙窝及缝合

同下颌第三磨牙,注意要彻底清除牙囊。

七、上颌前部埋藏多生牙拔除

上颌前部是多生牙的好发部位,埋藏多生牙常在替牙期因恒牙迟萌或错位行 X 线检查时被发现。埋藏多生牙除造成错𬌗畸形、邻牙牙根吸收、影响正畸治疗外,还是引发牙源性囊肿和肿瘤的原因,需及早拔除。拔除方法如下。

（一）麻醉

可选用局部浸润麻醉,对埋藏较深、位置较高的多生牙可采用眶下神经和鼻腭神经阻滞麻醉。儿童患者需配合镇静术方法。

（二）切口及翻瓣

多生牙位于牙弓或牙弓唇侧,可选择唇侧入路,采用袋型或三角型切口,对于埋藏位置较高、患牙大部分位于邻牙根尖上方、无论患牙偏向牙弓唇侧或腭侧均可选用牙槽突弧形切口。如位于牙弓腭侧,通常选用腭侧袋型切口。翻瓣方法同前。

（三）去骨、显露患牙

同上颌阻生尖牙,需注意保护邻牙。

（四）挺出患牙

同阻生尖牙。

（五）清理牙槽窝及缝合

同阻生尖牙。

八、其他埋藏阻生牙的拔除

除上述介绍的常见阻生牙,还有上颌前磨牙、上颌切牙阻生等,如果不能通过手术助萌、正畸、移植等方法恢复其牙弓内的位置,则应将其拔除。

同上颌前部埋藏多生牙一样,埋藏阻生牙拔除的关键是术前通过影像学确定患牙在颌骨内的位置,从而决定手术入路、去骨部位、去骨量及分割患牙的部位,合理解除拔牙阻力,避免损伤邻牙及重要解剖结构。具体拔除同上。

第三节 拔牙的并发症

牙拔除术是口腔外科最基本的手术,但如果对其操作风险掉以轻心,或者缺乏足够的外科处理能力,就很可能发生各种并发症,给患者造成较大痛苦,甚至危险,因此充分了解拔牙并发症,并掌握其预防措施和对症处理的方法非常重要。

一、拔牙术中并发症

需要强调的是拔牙术中和术后各种并发症多为相互关联的,一般来说,只要遵循前述的各项原则,大多数并发症都是可以避免的,而不正确的操作或不合理的处理方式常会导致多种并发症同时出现,以下分类只是为了描述方便,而非彼此单独发生。

(一)软组织损伤

1.损伤原因

损伤原因包括软组织切割伤、穿刺伤和撕裂伤。切割伤主要是初学者在用刀切开软组织时由于支点不稳或对局部组织结构不熟使切口偏离了设计的方向,术者握持手术刀进、出口腔时,由于患者紧张、挣扎或术者紧张、疏忽而误伤口唇或舌体组织;穿刺伤主要由牙挺等尖锐器械滑脱引起;撕裂伤主要由术野显露不足、牙龈分离不充分、器械选择及放置错误、软组织保护不充分、暴力操作等原因造成。如使用钻磨切患牙时由于显露不足,钻可能卷磨撕裂软组织;在拔出患牙时由于牙龈分离不充分而造成粘连在患牙上的牙龈撕裂;放置牙钳时误夹牙龈;错误选择牙龈分离器翻瓣造成软组织瓣损伤;使用锐器进行操作时未能将软组织瓣完全阻挡在术区之外进行完善的保护;使用口镜时过度牵拉口角或使用暴力,不正确的牵拉方式造成口角、软组织瓣撕裂等。

2.预防措施

(1)切割伤的预防措施:使用手术刀时要精神集中,要有正确的支点,要减轻患者的紧张情绪。对严重的牙科畏惧症及不能配合的患儿要使用镇静措施,防止患者出现突然的反抗、挣扎。

(2)穿刺伤的预防措施:使用牙挺等尖锐器械时要有可靠的支点;能有效控制器械的操作力量和幅度;要有保护措施,即术者用一只手操作器械,用另外一只手的手指在作用支点的相对和邻近部位进行保护。

（3）撕裂伤的预防措施：制订合理的手术方案；根据术者经验选择合适的切口和翻瓣，以便充分显露术区；选择并能正确使用标准的拔牙器械；避免暴力操作；用颊拉钩、棉签（棉签较为脆弱，用力过大会折断）或用手指牵拉、保护组织。

3.处理原则

切割伤及穿刺伤应根据刺伤部位和程度做相应处理：浅表且没有明显出血的伤口无需处理；伤口较大或有明显出血时应缝合；舌部伤口应使用大针粗线做深层缝合；口底伤口一般窄而深，为利于引流及避免软组织深部出现血肿或感染等严重并发症，一般不予缝合，可压迫止血后观察；唇部及切口周围损伤应对位缝合；刺破大血管导致大量出血时需急诊手术探查结扎出血血管。

发生撕裂伤时，如伤口小并且通过牙龈牙槽骨复位等常规处理后，软组织附着良好，无活动性出血，则无需缝合；撕裂伤口大或伴有活动出血时则需缝合，以免术后出血和疼痛。

(二)骨组织损伤

1.损伤原因

上、下颌前牙和前磨牙区唇颊侧牙槽骨板薄弱，使用牙挺时，如果以唇颊侧骨板作为支点，可能会导致局部骨组织损伤或唇颊侧骨板折裂；用牙钳拔除骨组织阻力较大的前牙及前磨牙时（特别是患牙根部与唇颊侧骨板发生粘连），如果使用暴力或过度的唇颊侧摇动力可引起粘连在患牙根部的牙槽骨骨折；拔除上颌第三磨牙时，因相邻的上颌结节骨质较薄弱，再加之中老年患者牙槽骨弹性降低，如果患牙牙根与牙槽骨粘连，可导致上颌结节或局部牙槽骨折裂并与患牙一同脱位；拔除下颌第三磨牙时，因舌侧骨板骨质较薄弱，如果患牙与舌侧骨板粘连，可导致舌侧骨板折裂。

2.预防措施

（1）防止前牙及前磨牙唇颊侧骨板损伤：使用牙挺时尽量避免以唇颊侧骨板作为支点；使用牙钳时避免使用暴力或过度的唇颊侧摇动力；拔除阻力较大的残根、断根或位置较深的断根和完全骨埋藏的残根时，为最大程度地保存牙槽嵴高度和厚度，应使用外科拔牙法。

（2）预防上颌结节及其局部牙槽骨损伤的方法：拔除骨组织阻力较大的上颌第三磨牙时应避免直接用牙挺向远中方向撬动；使用牙挺时尽量使用楔力并配合轻微的旋转力，待患牙松动后再向远颊𬌗或颊𬌗方向撬动脱位；使用牙钳拔除时应向颊腭向或远颊腭向摇动，可配合轻微的旋转力，使用力度和幅度要缓慢增加,不能使用暴力;如果发现需使用较大的力量才能拔除患牙时,应采用增隙、分根的方法。

（3）预防第三磨牙舌侧骨板损伤的方法:主要是通过分割患牙和（或）牙根,充分去除骨组织阻力,避免暴力操作。

3.处理原则

因前牙及前磨牙区牙槽骨损伤后常影响拔牙窝的愈合,导致局部牙槽嵴狭窄或低平,不利于种植或义齿修复。所以,当损伤折裂的骨片与黏膜仍附着紧密,可在处理牙槽窝时将骨片复位,任其自行愈合。如果骨片较小并且部分游离,应小心夹持骨片,仔细剥离去除。

上颌结节和下颌舌侧骨板的损伤一般不会对牙槽窝的愈合造成明显影响,只需去除折裂的骨块即可,但需仔细剥离附着在折裂骨块表面的黏膜、肌肉等软组织,避免盲目暴力操作导致局部牙龈黏膜,甚至硬软腭、咽侧壁软组织撕裂。如有软组织撕裂应及时复位缝合,以免术后疼痛和出血。

出现骨质折裂损伤的拔牙窝往往会出现过锐的骨壁或突出的骨尖,应用手指触诊仔细检查,如有则可用骨挫或钻头等工具将其去除,避免术后刺破黏膜导致局部疼痛不适。

（三）牙或断根移位

1.移位原因

牙或牙根的移位与相应部位解剖结构特点紧密相关,临床最常见的移位情况是:上颌前磨牙、磨牙牙根进入上颌窦;下颌第三磨牙或牙根进入下颌舌侧或翼颌间隙;上、下颌前牙牙根进入唇侧黏骨膜下间隙;低位阻生上颌第三磨牙或牙根进入颞下间隙,下颌磨牙牙根进入下颌管,上颌前牙区埋伏牙进入鼻腔。

2.预防方法

术前需进行 X 线检查,如发现患牙根方骨组织薄弱或缺如时应设计合理的拔牙方式;由于患牙或断根移位往往是在视野不清、盲目操作的状况下引起的,所以清晰的术野是避免患牙或断根移位的最好方法;掌握正确的操作方法,选择薄而锐的牙挺挺刃,插入牙挺时要沿着患牙或断根牙周间隙楔入（如果间隙不清可用钻增隙）,避免将力量作用到患牙上,避免暴力操作,避免向根方用力;由于临床最常见的是断根移位,因而在拔除患牙时应尽量避免断根,如发生断根且位置较深时,应采用外科方法拔除。

3.处理原则

发生患牙或断根移位时应立刻停止盲目操作,首先通过临床和影像学检查确定移位患牙或牙根的位置,根据检查结果制订手术计划。因为患牙一般自较浅的部位向较深的部位移动,所以设计的软组织瓣应足够大。手术时需用吸引器吸净术区的血液和唾液,必要时可去除局部部分骨质,以便能够清楚地显露移位的牙或牙根,显露患牙后可直接用吸引器吸引取出,或用合适的工具稳定夹持,轻柔剥离周围组织后取出。缺乏手术经验的基层医疗单位遇到该情况时,应及时将患者转送至上级医院进行处理,以免因盲目操使移位的患牙进入更深的组织间隙,或造成更大的创伤。

(四)口腔上颌窦穿通

1.穿通原因

上颌窦变异较大,部分患者窦腔底部与上颌磨牙紧密相邻,这些患者拔牙时,如果操作不正确,会导致患牙或牙根移位进入上颌窦;少数患者伴发长期慢性上颌窦炎,会破坏窦底骨质,甚至引起逆行性牙周炎使窦底黏膜与患牙根部粘连,拔除患牙后即形成;上颌磨牙根尖病变会引起窦底骨质缺如,在搔刮病变时穿破窦底形成。

2.预防方法

预防患牙或牙根移位进入上颌窦的方法如前所述。如拔除根分叉较大且上颌窦底骨质缺如的上颌磨牙时,最好选用外科拔牙法;搔刮上颌窦底骨质薄弱或缺如的牙槽窝时应选用正确的搔刮方式和方法。

3.处理原则

一旦发生穿通,应视不同情况给予相应处理:如小的穿孔(直径 2 mm 左右,通常是单个牙根根尖部位的穿通),常规处理拔牙窝后,用可吸收材料(数字纱布或止泰海绵)放入牙槽窝底部,即可依靠牙槽窝内形成的血块机化隔离口腔和上颌窦,使穿通伤口愈合;中等大小穿孔(直径 2～6 mm),可先用可吸收材料衬底,再在创口表面打包缝合碘仿条,注意不要将碘仿条加压填入牙槽窝,以避免影响牙槽窝血块的正常形成和机化;较大的穿孔(直径＞6 mm),先用可吸收材料衬底,再做松弛切口,在无张力的情况下相对缝合颊腭侧牙龈,关闭伤口。术后嘱患者切忌鼻腔鼓气、饮用饮料、吸烟,避免强力喷嚏,用滴鼻剂滴鼻,可口服抗生素 3～5 天,术后 10 天拆除缝合线。如上颌窦炎伴随口腔上颌窦穿通时,应保留拔牙窝引流口,充分引流上颌窦内分泌物,并辅以适当的抗生素治疗,待上颌窦炎症消退后,再设计黏膜瓣封闭穿通瘘口。

(五)神经损伤

拔牙导致的神经损伤主要包括下牙槽神经、舌神经和颊神经,鼻腭神经和颊神经也可能在翻瓣时损伤,但因恢复迅速且无明显感觉异常,均无需特殊处理。

1.损伤原因

下牙槽神经损伤常见于下颌第三磨牙拔除,偶见于下颌磨牙或前磨牙拔除,其原因是患牙牙根与下颌管关系紧密,拔除患牙时因操作不当导致牙根移位、骨质塌陷压迫神经,或使用尖锐器械、切割钻误伤神经。舌神经损伤原因包括下颌第三磨牙拔除的远中切口过于靠近舌侧、暴力操作导致舌侧骨板折裂、钻头等锐利器械穿透舌侧骨板等。颏神经损伤主要发生于下颌前磨牙颊侧黏膜的切开、翻瓣、暴力牵拉及用钻去骨时误伤。

2.预防方法

术前通过 X 线检查观察牙根形态及其与下颌管关系,必要时可使用计算机体层显像或锥形束计算机体层显像以便更加准确地了解局部信息,操作时应根据影像学资料设计显露方式,合理去除各种阻力,使用合适的器械使牙根能按其长轴方向脱位,避免暴力操作。

3.处理原则

如果有牙根移位、骨质塌陷压迫神经,则尽早手术去除压迫,术后使用激素和神经营养药。其他原因导致的神经损伤处理方法包括早期(1～2 周)应用糖皮质激素以抑制组织肿胀,配合使用较长一段时间(1～3 个月)的维生素 B_1、维生素 B_6、维生素 B_{12} 和地巴唑等,也可使用理疗促进神经恢复。

(六)术中出血

1.出血原因

切开翻瓣时误伤血管(如下颌第三磨牙远中磨牙后垫区、颏血管神经束、腭大血管神经束、鼻腭血管神经束等);拔牙操作时激惹牙周、根尖等部位的慢性炎性肉芽组织;使用钻切割骨质时引起颌骨内滋养血管破裂出血(如下颌血管神经束、第三磨牙远中滋养动脉等);患者患有全身出血性疾病(如高血压、各种血液性疾病等)。

2.预防方法

掌握术区的解剖结构特点,切开翻瓣时避开血管神经束区(如下颌第三磨牙远中切口避免靠近舌侧,设计的切口应避开颏孔区、腭大血管神经束区、鼻腭孔区等);拔牙操作时尽量避免激惹牙周、根尖等部位的慢性炎性肉芽组织,留待患牙拔除后处理;使用切割钻时要尽量在患牙内或沿着患牙周围进行,在危险区域操作时,要尽量少去骨,可较多地磨除患牙组织;处理全身出血性疾病的患者时,术前要详细了解患者病史,掌握好拔牙适应证和禁忌证,并积极采取相应的术前处置方法(使用控制血压药物、凝血药物或输血等);术中应尽量减少创伤,对需拔除多个患牙的患者应分次拔除,尽量缩短手术时间。

3.处理原则

如果因切开时误伤血管,应及时对切开的软组织进行分离、翻瓣,术中使用吸引器及时吸净创口渗血,对明显的出血点可用血管钳钳夹止血,拔除患牙后,伤口缝合止血;如果因激惹牙周、根尖等部位的慢性炎性肉芽组织引起,应用吸引器及时吸净渗血和唾液,保持术野清晰,尽快拔除患牙后搔刮去净肉芽组织(拔除位置较深的残根时应使用外科拔牙方法);当使用钻头导致牙槽骨滋养血管出血时应根据患牙状况分别处理,如果患牙可在较短的时间内拔除,则使用吸引器吸净术区的血液、唾液等,在保持术野清晰的情况下,尽快拔除患牙。如果术中出血很快,术野受影响,而患牙在短时间内难以拔除时,应停止拔牙,止血后再实施拔牙操作。对因患有全身出血性疾病的患者应在保持术野清晰的状况下,尽快拔除患牙,拔牙后局部使用止血药。

(七)邻牙或对颌牙损伤

1.原因

术者未重视和未严格执行拔牙器械的选择和使用原则;未充分去除邻牙阻力、牙挺以邻牙为支点、牙钳钳喙太宽或放置牙钳时钳喙长轴未与患牙长轴平行而误伤邻牙,以及使用暴力牵引患牙脱位而损害健康邻牙或对颌牙等;邻牙有修复体或较大范围龋坏等情况时,容易出现修复体脱落或者残冠崩裂。

2.预防方法

严格执行标准拔牙器械的选择和使用原则;在拔牙时用左手实施保护是防止邻牙或对颌牙损伤最有效的方法;术前仔细检查邻牙,如发现邻牙本身有缺陷时应制订对策并向患者及时说明,获得患者理解后再实施拔牙。

3.处理原则

邻牙牙冠崩裂或充填物脱落可先暂时修复,待拔牙创口愈合后再整体设计永久性修复;邻牙松动者可适当降低咬合,必要时可辅助结扎固定,待其愈合;损伤牙为活髓牙时,术后定期检查牙髓情况,必要时行牙髓治疗。

(八)颞下颌关节脱位、损伤及下颌骨骨折

1.原因

使用传统的劈冠拔牙方法;术中暴力操作,如在拔除阻力较大的下颌磨牙时,在没有去除阻力的情况下,暴力使用牙钳或牙挺;患者本身原因,如年老体弱患者的颞下颌关节易发生脱位或损伤、患者患有全身性骨代谢疾病、埋藏阻生牙位置过深导致局部骨质强度减弱。

2.预防方法

避免使用传统的拔牙方法；选择合适的拔牙器械，操作要规范，动作要轻柔，避免使用暴力；尽量使用钻对患牙进行增隙、分牙，充分消除阻力后再分块拔除；术中可用橡胶咬合垫辅助患者张口，并尽量缩短拔牙时间等。

3.处理原则

对脱位的关节应及时复位，用绷带包扎、固定2周；造成关节损伤的可局部热敷、理疗；引起下颌骨骨折的可根据情况行颌间固定或内固定。

二、拔牙术后并发症

(一)拔牙术后出血

拔牙术后出血可分为原发性出血和继发性出血。原发性出血为拔牙后当天出血未停止，继发性出血为拔牙当天出血已停止，以后因各种因素引发的出血。局部检查常见到拔牙伤口表面有高出牙槽窝的松软血凝块伴随周围出血。

1.出血原因

(1)局部因素：软组织撕裂、牙槽窝内炎性肉芽组织残留、牙槽骨内小血管破裂、牙槽骨骨折、牙槽窝血凝块脱落等。

(2)全身因素：患者患有凝血功能异常等血液性疾病、心血管疾病或长期口服抗凝药物等。

2.预防方法

有出血倾向的患者拔牙后要及时给予缝合或用止血材料填塞后缝合；如发现患者在拔牙过程中渗血较多，拔牙后应给予缝合或填塞止血。

3.处理方法

局部麻醉后将血凝块用棉签轻轻拭去，并吸净口腔内唾液和血液，检查出血点，如出血来自牙槽窝周围软组织，可将两侧牙龈做水平褥式或"8"字交叉缝合止血；如出血来自牙槽窝内骨壁，可用止血材料或碘仿纱条加压填塞止血，如能配合缝合两侧牙龈，则止血效果更佳。

有一种情况是拔牙导致牙槽骨折裂而引起出血，术后未填塞止血材料而仅将牙龈严密缝合，牙槽窝内出血并渗入颌周间隙，表现为明显组织肿胀伴剧烈疼痛，此时应拆除部分缝线，建立牙槽窝引流口，避免组织内部压力继续增大，并辅以抗生素治疗，防止产生深部血肿导致严重的间隙感染。

(二)拔牙术后疼痛、肿胀及感染

拔牙术后疼痛、肿胀、感染等常见并发症属于机体对拔牙创口的生理反应及其继发过程,此三者是相互关联的,并且都可能导致张口受限,故在此一并叙述。

1.疼痛原因

术后当天疼痛主要为拔牙创口破坏牙槽窝及相邻组织神经末梢所致;术后中期疼痛为机体创伤应激炎症反应造成的肿胀和局部组织压力增高引起;拔牙3天后疼痛可能是牙槽窝血凝块脱落或局部感染造成的干槽症或软组织炎症未能控制,发展为间隙感染。

2.预防方法

严格遵守无菌操作理念;尽量减小拔牙创口;下颌切口尽量选用袋型(三角型切口术后易在前颊部出现肿胀)、切口和翻瓣不要靠近舌侧(避免激惹颞肌深部肌腱下段和翼内肌前部产生反射性肌痉挛而引起术后开口困难)、切口不要越过移行沟底、缝合不要过紧(有利渗出物的排出)、术后冷敷等;使用类固醇激素、抗生素、非甾体抗炎药等药物。

3.处理方法

应根据疼痛原因选择恰当的治疗方法:术后当天疼痛可口服非甾体抗炎药;因局部软组织感染引起应首先处理局部感染,配合使用抗生素和非甾体抗炎药;因干槽症导致应主要处理干槽症。

第四节　修复前外科

义齿修复前外科是口腔外科手术的重要组成部分。天然牙缺失时,患者牙槽突可能会出现一些有碍义齿就位稳定和承受咬合力的畸形组织,包括骨尖、锐利骨嵴、倒凹、瘢痕、口周肌功能附着异常等。而不规则的牙槽突、倒凹、骨隆突、过大的上颌结节、前庭沟过浅、唇颊舌系带附着异常等均可影响义齿的修复。本节将介绍解决这些问题的外科手术。常见的修复前外科手术包括唇系带修整术、舌系带修整术、牙槽突修整术、上颌隆突修整术、下颌舌侧隆突修整术、上颌结节修整术、缝龈瘤、前庭沟成形术、牙槽窝植骨术等。

一、唇系带修整术

唇系带为束状,正常附着于中切牙间的唇侧牙龈于牙槽黏膜交界处。若系带过于靠近牙槽嵴顶,易影响义齿基托的延伸而影响义齿就位稳定并产生不适感。若发生在儿童则可能影响前牙的萌出和正常排列。

(一)适应证

(1)小儿上唇系带附着于牙槽突中切牙间,影响牙的正常排列。

(2)老年人因牙齿缺失后牙槽嵴吸收,唇系带附着过于接近牙槽嵴顶部,妨碍义齿的固位。

(二)手术方法

1.术前准备

准备好消毒药品、局部麻醉药品、麻醉器械和已消毒好的软组织小手术切开包。软组织小手术切开包包括洞巾、手术刀柄、15 号手术刀片、小直剪、止血钳、针持、圆针、缝线、口镜、吸引器、纱布块。

2.麻醉

局部用加肾上腺素的局部麻醉药浸润麻醉。面部及口腔常规消毒后铺洞巾。

3.切开

助手将唇部向外上翻起,绷紧系带。术者用手术刀或小直剪沿骨面将系带切断,用小直剪潜行分离切口边缘至前庭沟。

4.缝合

第一针缝线位于前庭沟的最深处,要将黏膜和深层的骨膜一起缝合,这种锚式缝合可增加前庭沟的深度,然后间断缝合关闭菱形创面。

5.术后处理

术后 5~7 天拆线。

(三)操作技巧及注意事项

(1)局部麻醉药中加入肾上腺素,避免注射过多的局部麻醉药,否则会导致解剖结构变得不清晰。

(2)如果系带附着较宽,位于牙槽嵴骨面的切口很难缝合,可用棉条压迫止血,创口延期上皮愈合。

(3)缝合时第一针缝线要位于前庭沟的最深处,将黏膜和深层的骨膜一起行锚式缝合,有利于增加前庭沟的深度。

(4)助手配合技巧:术中助手右手协助医师将唇部向外向上翻起,将系带绷紧,减少黏膜组织的移动,有利于术者对黏膜的准确切开;左手持吸引器置于切口边缘,及时吸除渗血,保持术野清晰。

二、舌系带修整术

舌系带过短和(或)其附着点前移,导致舌运动受限;老年无牙颌患者由于牙槽嵴萎缩,舌系带附着可以到达牙槽嵴顶水平导致义齿制作困难时需行舌系带修整。

(一)适应证

(1)舌系带过短,影响舌正常运动者。

(2)舌系带过短,舌前伸时系带与下切牙切缘摩擦,导致局部溃疡者。

(3)老年患者因牙缺失,牙槽嵴萎缩,系带附着接近于牙槽嵴而影响义齿固位者。

(4)小儿舌系带过短可能影响发音的,手术一般宜在 2 岁左右修整。

(二)手术方法

(1)术前准备及麻醉同唇系带修整术。

(2)用小止血钳夹持舌系带与舌腹相交点并上提,起牵引作用,于夹持点下方顺着舌腹方向剪开系带,或用大圆针 4 号线行舌尖部的贯穿缝合,起牵拉上提舌尖作用。

(3)采用 3-0 的线间断缝合黏膜层和部分肌层。

(4)术后叮嘱家长密切观察,患儿应减少舌的运动,尤其要避免在麻药消散前将舌尖咬伤,术后5～7 天拆线。

(三)操作技巧及注意事项

(1)舌系带修整术的要点在于横行切开、纵行缝合。切开后,对舌尖部进行左右和向上拉伸,以检测其动度及活动范围,必要时需潜行分离切口边缘及部分颏舌肌。

(2)舌下肉阜处缝合时不要过深,可仅缝合黏膜层,避免损伤和误结扎颌下腺导管以及损伤舌静脉。

(3)如果采用缝线牵引,则应采用大针粗线,且刺入位点不能靠舌尖部,避免因牵拉过度而将舌尖撕裂。

（4）对患儿宜在基础麻醉下操作，有利于患儿的配合，保证医师的精准操作；术中缝合建议使用可吸收缝线，以减少患儿术后拆线的痛苦。

（5）助手配合技巧：助手在术者局部麻醉操作前应将咬合垫或旁侧开口器置于患者磨牙区，使患者大张口；操作过程中助手可用右手协助医师用组织钳将舌尖向外向上牵拉，将舌充分拉伸绷紧，有利于术者快速准确缝合；左手持吸引器置于切口边缘，及时吸除渗血，保持术野清晰。

三、牙槽突修整术

牙槽突修整术是指在牙缺失以后，牙槽突上出现一些有碍义齿就位及承受咬合力的畸形，如骨尖、锐利骨嵴及倒凹等，行义齿修复前需手术修整。此类手术旨在为修复提供稳定基础以及减少骨尖骨嵴所造成的义齿配戴不适。因此，术中去骨时要有保留概念，尽可能少去骨，尽最大可能保持牙槽突骨质的高度和宽度。

（一）适应证

（1）上、下颌牙槽骨骨尖或骨嵴，用手指稍按压即感疼痛。

（2）上颌牙槽骨前突。

（3）拔牙术后的牙槽骨修整，宜在拔牙术后2～3个月进行。

（4）义齿修复者，应在拔牙的同时修整牙槽骨。

（二）手术方法

1.骨组织修整和麻醉器械准备

准备好局部麻醉药品、麻醉器械、消毒药品和已消毒好的骨组织修整器械手术包。骨组织修整器械手术包包括洞巾、手术刀柄、15号手术刀、止血钳、针持、圆针、缝线、口镜、吸引器、纱布块以及用于骨组织修整的骨凿、骨锉、冲击式气动手机、钻针、骨膜剥离器械等。

2.切口

局部充分浸润麻醉后，做黏骨膜的弧形切口。若张力较大，有撕裂软组织瓣的风险，则要做垂直向的辅助切口。

3.翻瓣

使用锐利的骨膜剥离器伸入骨膜下，行骨膜下剥离，全层翻开，剥离过程中将骨膜剥离器的刃缘对着骨面，可以减少组织瓣穿通的风险。如果做垂直向的辅助切口，可在与牙槽嵴切口相交的位置翻起，暴露需要手术修整的牙槽嵴区域。在全层瓣翻起后，用颊拉钩牵拉并保护组织瓣。

4.去骨

牙槽突轮廓的修整可以用骨锉,骨凿或者低速球钻进行,去除倒凹和尖锐的边缘。外形轮廓没必要做得很光滑,将翻起的瓣复位,用手指经软组织触摸骨质表面检查修整效果,最后用骨锉修整骨面并冲洗术区。

5.缝合

牙槽突修整结束后,将翻起的组织瓣复位,间断或连续缝合。

(三)操作技巧及注意事项

(1)切口设计和操作中要注意不要损伤一些重要的解剖结构(如颏神经);切开深度应直达骨面;如果采用辅助切口则要保证黏骨膜瓣有一个较宽的基部,避免组织瓣坏死。

(2)翻瓣时骨膜剥离器要伸入骨膜下,行骨膜下剥离,全层翻开;剥离过程中将骨膜剥离器的刃缘对着骨面,可防止组织瓣的穿通和撕裂。

(3)去骨后外形检查时不要直接触摸骨面,要在组织瓣复位后进行,因一些微小的不平整骨面在瓣复位后,不易被察觉,会造成义齿配戴不适。

(4)助手配合技巧:助手可用右手牵拉上唇或用颊拉钩牵开上下唇;为避免手机钻针将伤口周围黏骨膜卷入,可用圆针 3 号线将黏骨膜缝合一针,将黏骨膜牵开保护;冲洗要彻底,注意清理骨渣容易积聚的组织瓣底部。

四、上颌隆突修整术

上颌隆突一般由大量腭中央皮质骨组成,通常上颌隆突不需要外科去除,但影响义齿配戴时,需手术修整。

(一)适应证

(1)腭黏膜经常被义齿磨破,溃烂。

(2)当后堤区封闭不好或有较大倒凹而影响取模。

(3)语音障碍。

(4)心理恐惧。

(二)术前影像学检查

术前应通过影像学检查来确定其与鼻腔及上颌窦的邻近关系,X 线侧位片大都可以提供这些信息,而锥形束计算机体层显像检查则会更加精确。这些检查的目的是为了避免手术去骨过度,导致鼻腔暴露,造成口鼻相通。

(三)手术方法

1.骨组织修整器械和局部麻醉准备

同牙槽突修整术。

2.麻醉

常规口腔与面部消毒后铺巾。腭大神经和鼻腭神经局部阻滞麻醉,麻药中加入血管收缩剂。

3.翻瓣

切口设计可根据隆突大小而采用弧形或 Y 形。用 15 号刀片切开,暴露隆突的骨面,用骨膜分离器翻开黏骨膜瓣,翻开的组织瓣用 3 号线穿入并提起。

4.去骨

在全部隆突暴露之后,可用裂钻十字纵型磨开,然后冲洗。磨开深度大约为腭板水平下 1.0~2.0 mm,然后用骨凿去除各部分骨质(也可用冲击式气动手机磨除),操作要在表层进行,防止与鼻腔相通,最后用较大的球钻打磨骨表面,并用大量生理盐水冲洗。

5.缝合

冲洗后,用 3 号丝线或肠线间断缝合,若缝合不理想可用碘仿打包或戴腭护板保护伤口。

(四)操作技巧及注意事项

(1)麻醉时可在隆突周围黏骨膜做局部浸润麻醉,有利于黏骨膜瓣的翻起。

(2)因为腭隆突处黏骨膜很薄,翻瓣时注意不要撕裂黏骨膜。

(3)硬腭骨板薄弱,操作要逐层进行,若采用骨凿去除骨质,一定要注意骨凿的方向和敲击的力度,最好采用冲击式气动手机球钻磨除,防止与鼻腔相通。

(4)助手配合技巧:助手可用圆针 3 号线贯穿黏骨膜瓣,将其向两侧牵开并保护。另外,冲洗要彻底,注意清理骨渣容易积聚的组织瓣底部。

五、下颌舌侧隆突修整术

下颌舌侧隆突一般是双侧对称的,位于前磨牙区或磨牙区。因覆盖其上的黏膜很薄,易受刺激并引发溃疡,在下颌可摘义齿制作之前,要先去除下颌隆突。

(一)适应证

(1)下颌骨隆突妨碍义齿修复。

(2)骨隆突过高,导致患者自觉不适。

（二）手术方法

1.骨组织修整器械和局部麻醉准备

同牙槽突修整术。

2.麻醉

常规口腔与面部消毒后铺巾，行下齿槽神经阻滞及隆突表面局部浸润麻醉。

3.翻瓣

沿牙龈缘切开，不做减张切口，于骨面仔细将全层黏骨膜瓣翻开，由于黏膜较薄，组织瓣容易被刺破，导致术后出现疼痛和伤口延迟愈合，因而翻瓣时应特别小心。

4.骨隆突去除

用拉钩将组织瓣牵开，直至隆突下缘，注意对组织瓣的保护。用裂钻从隆突上缘与下颌骨骨壁临界处磨开，至 3/4 以上隆突宽度处，将骨凿插入磨开的间隙后旋转即可折裂突出的隆突，夹持取出折裂的骨块。用骨锉或者大的去骨钻磨平骨面。

5.缝合

术区用生理盐水冲洗后，用 3 号的丝线或者可吸收线间断缝合切口。

（三）操作技巧及注意事项

（1）切口范围应超过隆突两侧各约两个牙位的长度，避免黏膜被牵拉撕裂。

（2）由于黏膜较薄，整个过程要注意保护翻开的黏骨膜瓣。

（3）术后用湿纱布压住翻开的组织瓣几分钟，有助于术区纤维黏合，并且可防止血肿形成。

（4）助手配合技巧：同上颌隆突修整术。

六、上颌结节修整术

上颌结节可以垂直向增生，使得上下颌间咬合距离减小，导致没有足够空间容纳义齿基板。上颌结节可能还会因倒凹的存在而影响义齿就位。根据增生组织的不同可以分为纤维性和骨性上颌结节。

（一）适应证

（1）颌间距离过小。

（2）倒凹影响义齿制作及就位。

（3）影响义齿稳定的可移动的软组织。

(二)术前影像学检查

术前需要进行影像学检查,拍全口曲面体层片或锥形束计算机体层显像,了解上颌结节与上颌窦的位置关系并判断增生组织为骨性还是纤维性。若术中可能发生与上颌窦穿通,则应慎重考虑该手术的可行性,至少应有设计软组织瓣转移关闭穿通处的预案。

(三)手术方法

1.骨组织修整器械和局部麻醉准备

同牙槽突修整术。

2.麻醉

常规口腔与面部消毒后铺巾。采用上牙槽后神经、腭大神经阻滞麻醉,翻瓣区可加注浸润麻醉以利组织瓣的剥离。

3.翻瓣与软组织切除

纤维性上颌结节增生可采用楔形切除。用 15 号刀片行椭圆形切口。切口应从牙槽嵴和纤维组织连接处开始,向后延伸到翼颌切迹内,去除 1/3 的球状增生物,用组织钳夹住需切除的楔状增生组织,从骨皮质上分离。骨性上颌结节只在牙槽嵴顶处做一切口,从翼颌切迹开始,向前切至距手术区 10 mm 处。在牙槽嵴前部做垂直向切口,用骨膜分离器剥开,翻起黏骨膜瓣,暴露需去除的骨质,用颊拉钩拉起并保护翻开的组织瓣,用单面骨凿或者较大的球钻(如骨钻)去除多余的骨质后修整骨表面。

4.复位与缝合

用骨锉修整骨面并用生理盐水冲洗,复位翻起的组织瓣,间断缝合。

(四)操作技巧及注意事项

(1)牙槽嵴前部的垂直向切口:切口的角度与牙槽嵴接近 135°,这样可以翻起基部较宽的组织瓣。

(2)组织瓣复位后要观察并评估术后情况,必要时再进行修整。

(3)助手配合技巧:同上颌隆突修整术。

七、缝龈瘤

缝龈瘤(感染性纤维增生)是义齿刺激后引起的黏膜增生,不断地刺激最终导致黏膜下的纤维化,这种状况会影响义齿的稳定性,并使患者感到不适。由于慢性刺激,通常会导致其下方骨质缺失,若去除增生牙龈后有严重的骨质缺失,患者的前庭沟深度可能不够,义齿的固位将受到影响。

(一)适应证

(1)义齿刺激后导致的黏膜增生,影响义齿的稳定性。

(2)义齿刺激后导致的黏膜增生,患者自觉不适。

(3)旧义齿刺激后的黏膜增生,影响新义齿的就位或稳定。

(二)手术方法

1.软组织切开器械和局部麻醉准备

同唇系带修整术。

2.麻醉

局部麻醉,麻醉药物中加肾上腺素;为在操作中方便辨认增生物轮廓,可采用亚甲蓝画线,或使用组织钳牵住瘤样增生物。助手牵开口角,以防切到唇部组织。

3.切除

术者将增生组织提起,将下面切开,然后去除所有增生物,出血点用电凝或激光烧灼止血。切除的软组织要送病检。

4.缝合

于骨膜上潜行分离黏膜和黏膜下组织,间断缝合。

(三)手术技巧及注意事项

(1)麻醉时避免注射过多的麻醉药物,以免导致增生组织的解剖结构变形。

(2)手术切口均要位于骨膜表面。术中尽可能多地保留健康的附着黏膜。

(3)有时伤口不必行一期关闭,避免口唇组织变形。

(4)助手配合技巧:助手在术者操作过程中要及时牵拉颊部和唇部软组织,及时吸除渗血,保持术野清晰。

八、前庭沟成形术

前庭沟成形术旨在去除牙槽骨高度正常的牙槽嵴上的一些不必要的肌肉附着,以解决前庭沟过浅的问题,因为前庭沟过浅会导致义齿基托过小,影响义齿就位和稳定。若患者牙槽嵴高度不够,则需要先行牙槽突增高术。

(一)术前评估

术前评估很重要,包括周围邻近重要组织,如神经和肌肉附着位置。曲面体层片可以帮助评估牙槽嵴高度及辨认神经孔位置。

(二)适应证

(1)无牙殆患者,因牙槽嵴萎缩,前庭沟变浅而影响义齿的固位,常见于下颌(严重的牙槽嵴萎缩伴有下颌骨体吸收者不适用本术式)。

(2)因外伤或炎症形成的瘢痕挛缩造成的前庭沟变浅,妨碍义齿修复的。

(三)手术方法

(1)骨组织修整器械和局部麻醉准备同牙槽突修整术。

(2)常规消毒,铺无菌巾。

(3)唇颊黏膜转位法:①以牙槽嵴部为蒂,在需要加深的前庭沟相应的唇颊黏膜上做弧形切口,方向应与牙槽嵴弧度平行一致,切口距沟底的距离即为加深的深度;②切口的深度以切透黏膜下组织为宜,用刀锐性分离至牙槽肌层表面,将附着于骨面的肌肉推向下方,保留骨膜,掀起的黏膜瓣压贴于骨面并将黏膜瓣创缘缝合在新形成的前庭沟底;③新形成的唇颊沟内置碘仿纱卷,缝合固定。

(4)游离植皮法:①切除瘢痕,松解前庭沟至所需深度,准确测定创面大小;②在大腿或上臂内侧取一块稍大于创面的中厚皮片或成品组织黏膜补片,移植于口内创面,间断缝合,留长线;③包卷一碘仿纱布于移植之皮片上,将缝合时所留的线相互打结固定。

(四)操作技巧及注意事项

(1)尽量选用阻滞麻醉,减少局部浸润。即使采用浸润麻醉,麻醉药物中也要加肾上腺素,避免注射麻醉药物过多,导致解剖结构变得不清晰。

(2)缝合时第1针缝线要位于新形成的最深的前庭沟处,将黏膜和深层的骨膜一起锚式缝合,利于增加前庭沟的深度。对于组织创面有条件的,最好选用植皮或其他组织工程黏膜替代品,否则可用碘仿纱卷打包,组织延期愈合。

(3)助手配合技巧:术中需要助手协助医师将唇部向外翻起,减少黏膜组织移动,利于黏膜准确切开,及时吸除渗血和止血,保持术野清晰。

九、牙槽窝植骨术

当牙齿被拔除后,由于失去了咬合力通过牙周膜传导至牙槽骨的功能刺激,骨的吸收与再生平衡失调,牙槽骨将发生严重的吸收。拔牙后3~12个月,牙槽骨的吸收可达到30%~50%。牙槽骨严重吸收导致的牙槽突萎缩,会影响了常规义齿的固位和稳定,同时也会增大种植修复的难度和风险。近年来,多种技术和生物材料的应用可以克服拔牙后产生的骨吸收,帮助牙槽骨重建。牙槽窝植骨术目的是最大程度地保留拔牙区牙槽突的高度、厚度和宽度,牙槽窝放置植骨材料引导骨再生是一项可普遍使用且预后较好的手术方法。

(一)适应证和禁忌证

(1)牙齿拔除后造成牙槽突缺损的患者,尤其适合后期患者选择种植修复者。

(2)牙齿拔除后为预防牙槽骨吸收而导致修复固位或种植困难的患者。

(3)禁忌证同植骨术,排除糖尿病等系统性疾病和局部严重的根尖周感染、牙周炎等。

(二)手术方法

(1)手术和麻醉器械及植骨材料准备:准备好局部麻醉药品、麻醉器械、消毒药品和已消毒好的骨组织修整器械手术包,以及人工植骨粉和生物屏障膜。

(2)常规消毒,铺无菌巾。

(3)牙齿拔除及牙槽窝清理:局部麻醉下将无保留价值的牙齿拔除,彻底清创并清除残余肉芽组织。

(4)植入人工骨粉:使用无菌注射器收集牙槽窝内的新鲜血液,并与人工骨粉充分混合,使用骨粉传输器或刮匙将混合后的人工骨粉填入牙槽窝内,不断重复此过程,直到填满牙槽窝。

(5)生物屏障膜的覆盖和伤口关闭:骨引导再生膜在使用前用无菌生理盐水浸润,并修剪为合适的形状、大小,以正好覆盖骨移植物为宜,以间断或缛式缝合关闭拔牙创口,一周后拆线。

(三)操作技巧及注意事项

(1)尽量采用微创方式拔除患牙,避免术中牙槽骨医源性丧失,尤其是要保护唇(颊)、舌(腭)侧牙槽骨的骨板高度。

(2)拔牙创口内的肉芽组织清理要彻底,术中要做到无菌操作,避免涎液等的污染,术后使用3～5天抗生素,增加骨移植成功率。

(3)最好采用新鲜血液与骨移植物进行混合,也可使用生理盐水,植入操作时要避免骨粉的损失和污染。植入的骨粉要适量,考虑到牙槽窝具有自身成骨的功能,牙根部没必要填实,高度以牙槽嵴顶为准,不能过高,以免造成缝合时张力过大。

(4)生物屏障膜的覆盖要根据植骨区的面积大小与形状,仔细修剪,确保生物屏障膜能够完全覆盖植骨区,并超出2 mm,骑跨于植骨区之上,避免纤维组织长入。

(5)要尽量一期关闭创面,如果缝合时张力过大,暴露的创面可用腭部黏膜瓣、胶原蛋白或碘仿纱条覆盖保护,以确保伤口无张力。

(6)一周内要尽量避免用术区咀嚼食物,以免造成生物屏障膜的破损导致植骨材料的外溢。

(7)如因各种因素出现植骨材料的外漏,可将碘仿纱条缝合固定在外露区,使伤口延期愈合。

第二章

牙体慢性损伤

第一节 酸 蚀 症

酸蚀症是牙齿受酸侵蚀,硬组织发生进行性丧失的一种疾病。20世纪,酸蚀症主要指长期与酸雾或酸酐接触的工作人员的一种职业病。随着社会进步和劳动条件的改善,这种职业病明显减少。近十几年来,饮食习惯导致的酸蚀症上升,由饮食酸引起的青少年患病率增高已引起了人们的重视。反酸的胃病患者,牙齿亦可发生类似损害。

一、病因

酸蚀症的致病因素主要是酸性物质对牙组织的脱矿作用,而宿主的因素可以影响酸性物质导致酸蚀症的作用。有发病情况的调查研究发现,无论饮食结构如何,酸蚀症仅发生于易感人群。

(一)酸性物质

1.饮食酸

酸性饮料(如果汁和碳酸饮料)的频繁食用,尤其青少年饮用软饮料日趋增加。饮食酸包括果酸、柠檬酸、碳酸、乳酸、醋酸、抗坏血酸和磷酸等弱酸。酸性饮料 pH 常低于5.5,由于饮用频繁,牙面与酸性物质直接接触时间增加导致酸蚀症。

2.职业相关酸性物质

工业性酸蚀症曾经发生在某些工厂,如化工、电池、电镀、化肥等工厂空气中的酸雾或酸酐浓度超过规定标准,致使酸与工人牙面直接接触导致职业性酸蚀症。盐酸、硫酸和硝酸是对牙齿危害最大的3类酸。其他酸,如磷酸、醋酸、柠檬酸等,酸蚀作用较弱,主要集聚在唇侧龈缘下釉牙骨质交界处或牙骨质上。接触的时间越长,牙齿破坏越严重。与职业相关的酸蚀症,如游泳运动员在氯气处理的游泳池中游泳,因为 Cl_2 遇水产生 $HClO$ 和 HCl,可发生牙酸蚀症;还如职业品酒员因频繁接触葡萄酒(pH:3~3.5)发生酸蚀症等。

3.酸性药物

口服药物,如补铁药、口嚼维生素 C、口嚼型阿司匹林及患胃酸缺乏症的患者用的替代性盐酸等的长期服用均可造成酸蚀症。某种防牙石的漱口液也可能使牙釉质表面发生酸蚀。

4.胃酸

消化期胃液含 0.4% 盐酸。胃病长期反酸、呕吐及慢性酒精中毒者的胃炎和反胃均可形成后牙舌面和腭面的酸蚀症,有时呈小点状凹陷。

(二)宿主因素

1.唾液因素

口腔环境中,正常分泌的唾液和流量对牙表面的酸性物质有缓冲和冲刷作用。如果这种作用能够阻止牙表面 pH 下降到 5.5 以下,可以阻止牙酸蚀症发生。如果唾液流率和缓冲能力降低,如头颈部放射治疗、唾液腺功能异常或长期服用镇静药、抗组胺药等,则牙面接触酸性物质发生酸蚀症的可能性就更大。

2.生活方式的改变

酸性饮食增多的生活习惯,尤其在儿童时期就建立的习惯,或临睡前喝酸性饮料的习惯是酸蚀症发生的主要危险因素。剧烈的体育运动导致脱水和唾液流率下降,加上饮用酸性饮料可对牙造成双重损害。

3.刷牙因素

刷牙的机械摩擦作用加速了牙面因酸脱矿的牙硬组织缺损,是酸蚀症形成的因素之一。对口腔卫生的过分关注,如频繁刷牙,尤其是饭后立即刷牙,可能加速酸蚀症的进展。

4.其他因素

习惯性咬硬物或夜磨牙等与酸性物质同时作用,可加重酸蚀症。

二、临床表现

前牙唇面釉质的病变缺损(以酸性饮料引起的酸蚀症为例)可分为 5 度(图 2-1)。

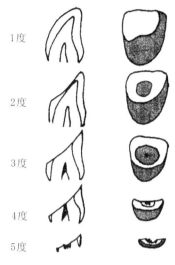

图 2-1 酸蚀症的程度

(一)1 度

1 度仅牙釉质受累。唇、腭面釉质表面横纹消失,牙面异样平滑,呈熔融状,吹干后色泽晦暗;切端釉质外表熔融状,咬合面牙尖圆钝,外表熔融状,无明显实质缺失。

(二)2 度

2 度仅牙釉质丧失。唇、腭面牙釉质丧失,牙表面凹陷,凹陷宽度明显大于深度;切端沟槽样病损;咬合面牙尖或沟窝的杯口状病损。

(三)3 度

牙釉质和牙本质丧失,牙本质丧失面积小于牙表面积的 1/2。唇、腭面牙釉质牙本质丧失,切端沟槽样病损明显,唇面观切端透明;咬合面牙尖或沟窝的杯口状病损明显或呈弹坑状病损。

(四)4 度

牙釉质和牙本质丧失,牙本质丧失面积大于牙表面积的 1/2。各牙面的表现同"3"度所描述,范围扩大加深,但尚未暴露继发牙本质和牙髓。

(五)5 度

(1)釉质大部丧失,牙本质丧失至继发牙本质暴露或牙髓暴露,牙髓受累。

(2)酸蚀患牙对冷、热和酸刺激敏感。

(3)酸蚀 3～4 度已近髓腔或牙髓暴露,可继发牙髓炎和根尖周病。

（4）与职业有关的严重患者，牙感觉发木、发酸，并可伴有其他口腔症状，如牙龈出血、牙齿咀嚼无力、味觉减退，以及出现全身症状，如结膜充血、流泪、畏光、皮炎、呼吸道炎症、嗅觉减退、食欲缺乏、消化障碍。

三、防治原则

（一）对因治疗

改变不良的生活习惯、改善劳动条件、治疗有关的全身疾病。

（二）个人防护

与职业有关的患者使用防酸口罩，定期用3％的小苏打溶液漱口，用防酸牙膏刷牙。

（三）对症治疗

对牙齿敏感症、牙髓炎和根尖周病的治疗。

（四）牙体缺损

牙体缺损可用复合树脂修复或桩冠修复。

第二节 磨 牙 症

睡眠时有习惯性磨牙或清醒时有无意识的磨牙习惯称为磨牙症。

一、病因

磨牙症的病因虽然至今尚未明确，但与下列因素有关。

（一）精神因素

口腔具有表示紧张情绪的功能。患者的惧怕、愤怒、敌对、抵触等情绪，若因某种原因难以表现出来，这些精神因素，特别是焦虑、压抑、情绪不稳等可能是磨牙症病因的重要因素之一。

（二）𬌗因素

神经紧张的个体中，任何𬌗干扰均可能是磨牙症的触发因素。磨牙症患者的𬌗因素多为正中𬌗早接触，即牙尖交错位𬌗干扰，以及侧方𬌗时非工作侧的早接触。临床上用调𬌗的方法也能成功地治愈部分磨牙症。𬌗因素是口腔健康的重要因素,但是否为引起磨牙症的媒介,尚有争议。

(三)中枢神经机制

目前有趋势认为磨牙与梦游、遗尿、做噩梦一样,是睡眠中大脑部分唤醒的症状,是一种与白天情绪有关的中枢源性的睡眠紊乱,由内部或外部的、心理或生理的睡眠干扰刺激所触发。

(四)全身其他因素

与寄生虫有关的胃肠功能紊乱、儿童营养缺乏、血糖血钙浓度、内分泌紊乱、变态反应等都可能成为磨牙症的发病因素。有些患者表现有遗传因素。

(五)职业因素

汽车驾驶员、运动员,要求精确性较高的工作,如钟表工,均有发生磨牙症的倾向。

二、临床表现

患者在睡眠时或清醒时下意识地做典型的磨牙动作,可伴有嘎嘎响声。磨牙症可引起牙齿𬌗面和邻面的严重磨损,可出现牙磨损并发的各种病症。顽固性磨牙症会导致牙周组织破坏、牙齿松动或移位、牙龈退缩、牙槽骨丧失。磨牙症还能引起颞下颌关节功能紊乱症、颌骨或咀嚼肌的疲劳或疼痛、面痛、头痛并向耳部、颈部扩散。疼痛为压迫性和钝性,早晨起床时尤为显著。

三、治疗原则

(一)除去致病因素

心理治疗,调𬌗,治疗与磨牙症发病有关的全身疾病等。

(二)对症治疗

治疗因磨损引起的并发症。

(三)其他治疗

对顽固性患者应制作𬌗垫,定期复查。

第三节　牙体磨损

单纯的机械摩擦作用造成牙体硬组织缓慢、渐进性地丧失称为磨损。在正常咀嚼过程中,随年龄的增长,牙齿殆面和邻面由于咬合而发生的均衡的磨耗称为生理性磨损,牙齿组织磨耗的程度与年龄是相称的。临床上,常由正常咀嚼以外的某种因素引起个别牙或一组牙,甚至全口牙齿的磨损不均或过度磨损,称为病理性磨损。

一、病因

(一)牙齿硬组织结构不完善

发育和矿化不良的釉质与牙本质易出现磨损。

(二)殆关系不良,殆力负担过重

无颌关系的牙齿不发生磨损,甚至没有磨耗;深覆颌、对刃殆或有殆干扰的牙齿磨损重。缺失牙齿过多或牙齿排列紊乱可造成个别牙或一组牙负担重而发生磨损。

(三)硬食习惯

多吃粗糙、坚硬食物的人,如古代人、一些少数民族,全口牙齿磨损较重。

(四)不良习惯

工作时咬紧牙或以牙咬物等习惯可造成局部或全口牙齿的严重磨损或牙齿特定部位的过度磨损。

(五)全身性疾病

胃肠功能紊乱、神经官能症或内分泌紊乱等,导致的咀嚼肌功能失调而造成牙齿磨损过度;唾液内黏蛋白含量减少,降低了其对牙面的润滑作用而使牙齿磨损增加。

二、病理

因磨损而暴露的牙本质小管内成牙本质细胞突逐渐变性,形成死区或透明层,相应部位近髓端有修复性牙本质形成,牙髓发生营养不良性变化。修复性牙本质形成的量,依牙本质暴露的面积、时间和牙髓的反应而定。

三、临床表现及其并发症

(一)磨损指数

测定牙齿磨损指数已提出多种,其中较完善和适合临床应用的是 Smith 和 Knight 提出的,包括牙齿的𬌗、颊(唇)、舌面、切缘及牙颈部的磨损程度在内的牙齿磨损指数(5 度)。

(1)0 度:釉面特点未丧失,牙颈部外形无改变。

(2)1 度:釉面特点丧失,牙颈部外形丧失极少量。

(3)2 度:釉质丧失,牙本质暴露少于表面积的 1/3,切缘釉质丧失,刚暴露牙本质,牙颈部缺损深度在 1 mm 以内。

(4)3 度:釉质丧失,牙本质暴露多于牙面的 1/3,切缘釉质和牙本质丧失,但尚未暴露牙髓和继发牙本质,牙颈部缺损深达 1~2 mm。

(5)4 度:釉质完全丧失,牙髓暴露或继发牙本质暴露,切缘的牙髓或继发牙本质暴露,牙颈部缺损深度>2 mm。

(二)临床表现和并发症

随着磨损程度的增加,可出现不同的症状。

(1)釉质部分磨损:露出黄色牙本质或出现小凹面。一些磨损快、牙本质暴露迅速的患者可出现牙本质过敏症。

(2)当釉质全部磨损后:𬌗面除了周围环以半透明的釉质外,均为黄色光亮的牙本质(图 2-2)。牙髓可因长期受刺激而发生渐进性坏死或髓腔闭锁;亦可因磨损不均而形成锐利的釉质边缘和高陡牙尖,如上颌磨牙颊尖和下颌磨牙舌尖,使牙齿在咀嚼时受到过大的侧方𬌗力产生𬌗创伤;或因充填式牙尖造成食物嵌塞,发生龈乳头炎,甚至牙周炎;过锐的牙尖和边缘还可能刺激颊、舌黏膜,形成黏膜白斑或压疮性溃疡。

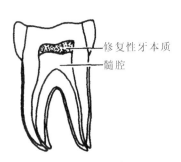

修复性牙本质
髓腔

图 2-2 𬌗面釉质磨损

（3）牙本质继续迅速磨损，可使髓腔暴露，引起牙髓病和根尖周病。

（4）全口牙齿磨损严重，牙冠明显变短，颌间距离过短可导致颞下颌关节病变和关节后压迫症状。

四、防治原则

（1）去除病因：如改正不良习惯、调𬌗、修复缺失牙及治疗引起磨损的全身疾病等。

（2）对症治疗：磨损引起的牙本质过敏症可行脱敏治疗。

（3）个别牙齿重度磨损与对𬌗牙之间有空隙的，深的小凹面用充填法治疗。牙齿组织缺损严重者可在牙髓治疗后用高嵌体或全冠修复。

（4）多个牙齿重度磨损可用𬌗垫适当抬高颌间距离。

第四节　牙　隐　裂

未经治疗的牙齿硬组织由于物理因素长期作用而出现临床不易发现的细微裂纹，称为牙微裂，习惯上称为牙隐裂。牙隐裂是导致成年人牙齿劈裂，继而牙齿丧失的一种主要疾病。

一、病因

（一）牙齿结构的薄弱环节

正常人牙齿结构中的窝沟和釉板均为牙齿发育遗留的缺陷区，不仅本身的抗裂强度最低，而且是牙齿承受正常颌力时应力集中的部位，因此是牙隐裂发生的内在条件。

（二）牙尖斜面牙齿

在正常情况下，即使受到应力值最小的 0°轴向力时，由于牙尖斜面的存在，在窝沟底部同时受到两个方向相反的水平分力作用，即劈裂力的作用。牙尖斜度越大，所产生的水平分力越大。因此，承受力部位的牙尖斜面是隐裂发生的易感因素。

(三)创伤性殆力

随着年龄的增长,可因牙齿磨损不均出现高陡牙尖,正常的咀嚼力则变为创伤性殆力。原来就存在的窝沟底部劈裂力量明显增大,致使窝沟底部的釉板可向牙本质方向加深加宽,这是微裂纹的开始。在殆力的继续作用下,裂纹逐渐向牙髓方向加深。创伤性殆力是牙隐裂发生的重要致裂因素。

(四)温度作用

釉质和牙本质的膨胀系数不同,在长期的冷热温度循环下,可使釉质出现裂纹。这点可解释为与咬合力关系较小的牙面上微裂的发生有关。

二、病理

隐裂起自窝沟底或其下方的釉板,随殆力作用逐渐加深。牙本质中微裂壁呈底朝殆面的三角形,其上牙本质小管呈多向性折断,有外来色素与荧光物质沉积。该陈旧断面在微裂牙完全劈裂后的裂面上,可与周围的新鲜断面明显区分。断面及其周边常可见牙本质暴露和并发龋损。

三、临床表现

(1)牙隐裂好发于中老年患者的磨牙殆面,以上颌第一磨牙最多见。

(2)最常见的主诉为较长时间的咀嚼不适或咬合痛,病史长达数月甚至数年。有时咬在某一特殊部位可引起剧烈疼痛。

(3)隐裂的位置磨牙和前磨牙殆面细微微裂与窝沟重叠,如磨牙和前磨牙的中央窝沟,上颌磨牙的舌沟,向一侧或两侧延伸,越过边缘嵴。微裂方向多为殆面的近、远中走行,或沿一主要承受颌力的牙尖,如上颌磨牙近中舌尖附近的窝沟走行。

(4)检查所见患牙多有明显磨损和高陡牙尖,与对颌牙咬合紧密,叩诊不适,侧向叩诊反应明显。不松动但功能动度大。

(5)并发症:微裂纹到达牙本质并逐渐加深的过程,可延续数年,并出现牙本质过敏症、根周膜炎、牙髓炎和根尖周病。微裂纹达根分歧部或牙根尖部时,还可引起牙髓、牙周联合症,最终可导致牙齿完全劈裂。

(6)患者全口殆力分布不均,患牙长期殆力负担过重,即其他部位有缺失牙、未治疗的患牙或不良修复体等。

(7)X线片可见到某部位的牙周膜间隙增宽,相应的硬骨板增宽或牙槽骨出现 X 线透射区,也可以无任何异常表现。

四、诊断

(一)病史和早期症状

较长期的咬合不适和咬在某一特殊部位时的剧烈疼痛。

(二)叩诊

分辨各个牙尖和各个方向的叩诊可以帮助患牙定位,叩痛显著处则为微裂所在位置。

(三)温度试验

当患牙对冷敏感时,以微裂纹处最显著。

(四)裂纹的染色检查

2%～5%碘酊溶液或其他染料类药物可使已有的裂纹清晰可见。

(五)咬楔法

将韧性物,如棉签或小橡皮轮,放在可疑微裂处做咀嚼运动时,可以引起疼痛。

五、防治原则

(一)对因治疗

调整创伤性殆力,调磨过陡的牙尖。注意全口的殆力分布,要尽早治疗和处理其他部位的问题,如修复缺失牙等。

(二)早期微裂的处理

微裂仅限于釉质或继发龋齿时,如牙髓尚未波及,应做间接盖髓后复合树脂充填,调殆并定期观察。

(三)对症治疗

出现牙髓病、根尖周病时应做相应处理。

(四)防止劈裂

在做牙髓治疗的同时,应该大量调磨牙尖斜面,永久充填体选用复合树脂为宜。如果微裂为近、远中贯通型,应同时做钢丝结扎或戴环冠,防止牙髓治疗过程中牙冠劈裂。多数微裂牙单用调殆不能消除劈裂性的力量,所以在对症治疗之后,必须及时做全冠保护。

第五节　牙　根　纵　裂

牙根纵裂是指未经牙髓治疗的牙齿根部硬组织在某些因素作用下发生与牙长轴方向一致的、沟通牙髓腔和牙周膜间隙的纵向裂缝。该病首先由我国报告。

一、病因

本病病因尚不完全清楚,其发病与以下因素密切相关。

(一)创伤性颌力及应力疲劳

临床资料表明,患牙均有长期负担过重史,大多数根纵裂患者的牙齿磨损程度较正常人群严重,颌面多有深凹存在。加上邻牙或对侧牙缺失,使患牙较长时期受到创伤性颌力的作用;根纵裂患者光颌分析结果证实,患牙在正中颌时承受的接触颌力明显大于其他牙;含根管系统的下颌第一磨牙三维有限元应力分析表明,牙齿受偏离生理中心的力作用时,其近中根尖处产生较大的拉应力,且集中于近中根管壁的颊舌面中线处。长期应力集中部位的牙本质可以发生应力疲劳微裂,临床根纵裂最多发生的部位正是下颌第一磨牙拉应力集中的这个特殊部位。

(二)牙根部发育缺陷及解剖因素

临床有 25%～30% 的患者根纵裂发生在双侧同名牙的对称部位,仅有程度不同,提示了有某种发育上的因素。上颌第一磨牙近中颊根和下颌第一磨牙近中根均为磨牙承担颌力较重而牙根解剖结构又相对薄弱的部位,故为根纵裂的好发牙根。

(三)牙周组织局部的慢性炎症

临床资料表明,牙根纵裂患者多患成人牙周炎,虽然患者牙周炎程度与患牙根纵裂程度无关系,但患牙牙周组织破坏最重处正是根纵裂所在的位点。大多数纵裂根一侧有深及根尖部的狭窄牙周袋,表明患牙牙周组织长期存在的炎症可能与根纵裂的发生、发展及并发牙髓和根尖周的炎症有关。长期的颌创伤和慢性炎症均可使根尖部的牙周膜和牙髓组织变为充血的肉芽组织,使根部的硬组织-牙本质和牙骨质发生吸收。受损的牙根在创伤性颌力持续作用下,在根尖部应力集中的部位,沿结构薄弱部位可以发生微裂,产生根纵裂。

二、病理

裂隙由根尖部向冠方延伸,常通过根管。在根尖部,牙根完全裂开,近牙颈部则多为不全裂或无裂隙。根尖部裂隙附近的根管壁前期的牙本质消失,牙本质和牙骨质面上均可见不规则的吸收陷窝,偶见牙骨质沉积或菌斑形成。牙髓表现为慢性炎症、有化脓灶或坏死。裂隙附近的根周膜变为炎症性肉芽组织,长入并充满裂隙内。裂隙的冠端常见到嗜伊红物质,充满在裂隙内。

三、临床表现

(1)牙根纵裂多发生于中、老年人的磨牙,其中以下第一磨牙的近中根最多见,其次为上磨牙的近中颊根;可单发或双侧对称发生,少数患者有 2 个以上的患牙。

(2)患牙有较长期的咬合不适或疼痛,就诊时也可有牙髓病和(或)牙周炎的自觉症状。

(3)患牙牙冠完整,无牙体疾病,颌面磨损 3 度以上,可有高陡牙尖和𬌗面深凹,叩诊根裂侧为浊音,对温度诊的反应视并发的牙髓疾病不同而变化。

(4)患牙与根裂相应处的牙龈可有红肿扪痛,可探到深达根尖部的细窄牙周袋,早期可无深袋;常有根分歧暴露和牙龈退缩,牙齿松动度视牙周炎和𬌗创伤的程度而不同。

(5)患者全口牙𬌗力分布不均,多有磨牙缺失,长期未修复。患牙在症状发生前曾是承担𬌗力的主要牙齿。

四、X 线片表现

(一)纵裂根的根管影像

纵裂根的根管影像均匀增宽,增宽部分无论多长均起自根尖部,有四种表现(图 2-3):①根管影像仅在根尖 1/3 处增宽;②根管影像近 1/2～2/3 增宽;③根管影像全长增宽;④纵裂片横断分离。

(二)牙周组织表现

牙周组织可有患根周围局部性骨质致密,牙周膜间隙增宽,根分歧部骨质丧失及患根周围的牙槽骨垂直吸收或水平吸收。

五、诊断

(1)中老年人牙冠完整的磨牙,有长期咬合痛,并出现牙髓、牙周炎症状,应考虑除外根纵裂。

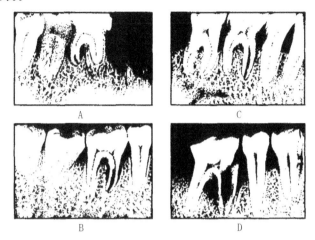

图 2-3　根纵裂的 X 线表现

A.患根的根管影像仅在根尖 1/3 处增宽；B.患根根管影像在
1/2～2/3 处增宽；C.患根根管影像全长增宽；D.患根纵裂片横
断分离,增宽部分无论多长均起自根尖部

（2）磨牙一侧有叩痛,叩诊浊音,有深及根尖的细窄牙周袋。

（3）患牙根髓腔特有的 X 线片表现是诊断牙根纵裂的主要依据。如 X 线片上根髓腔不清可改变投照角度。

（4）注意对照同名牙的检查与诊断。

六、鉴别诊断

（1）牙根纵裂发生于未经牙髓治疗的活髓牙齿,可与根管治疗后发生的牙根纵裂相鉴别。

（2）牙根纵裂 X 线片显示起自根尖部的呈窄条增宽的根管影像可与因牙髓肉芽性变造成的内吸收相鉴别,后者 X 线片表现为髓室或根管某部位呈圆形、卵圆形或有不规则膨大的透射区。

（3）牙根纵裂患牙牙冠完整无任何裂损,可与牙冠劈裂导致的冠根纵劈裂相鉴别。

七、治疗原则

（1）解除𬌗干扰,修复牙体形态,充填𬌗面深凹。

（2）对症治疗,并发牙髓根尖周病、牙周炎时,做相应的牙髓、牙周治疗。

（3）如健根牙周组织正常,可行患根的截根术或半切除术,除去纵裂患根,尽量保留部分患牙。

(4)全口牙列的检查、设计治疗,使全口殆力负担均衡。

第六节 楔 状 缺 损

牙齿的唇、颊或舌面牙颈部的硬组织在某些因素长期作用下逐渐丧失,形成楔状缺损。

一、病因

楔状缺损的发生和发展与下列因素有关。

(一)不恰当的刷牙方法

唇(颊)侧牙面的横刷法是导致楔状缺损的主要因素之一。其根据为:①此病不见于动物;②少发生在牙的舌面;③不刷牙者很少发生楔状缺损;④离体实验横刷牙颈部可以制造典型的楔状缺损,且是旋转法刷牙所造成牙体组织磨损量的 2 倍以上。

(二)牙颈部结构

牙颈部釉牙骨质交界处是整个牙齿中釉质和牙骨质覆盖量最少或无覆盖的部位,为牙体结构的薄弱环节,加之牙龈在该处易发生炎症和萎缩,故该部位耐磨损力最低。

(三)酸的作用

龈沟内的酸性环境可使牙颈部硬组织脱矿,受摩擦后易缺损。唾液腺的酸性分泌物、喜吃酸食、唾液 pH 的变化、胃病反酸等均与缺损的发生有关。

(四)应力疲劳

牙齿萌出至建立咬合关系后,即开始承受咀嚼压力。根据断裂力学理论,牙齿硬组织中长期应力集中的部位可以产生应力疲劳微裂,导致硬组织的损伤甚至断裂。已有生物力学研究证实,当给牙齿与牙长轴呈 45°方向的载荷时,颊侧颈部应力集中系数最大。模拟殆力疲劳的人牙离体实验已证明,在实验牙颊舌向纵剖面的颊半侧颈部牙本质中,用扫描电镜见到多条方向一致的细微裂纹,而其他处无类似发现;该实验还表明横刷牙、酸蚀和殆力疲劳三个因素作用的积累与协同导致了实验性楔状缺损的发生,其中拾力因素对楔形缺损的形成和加深起了重要的作用。临床研究结果证实,楔状缺损的发生与咬合力的增加和积累关系密切,与患牙承受水平拾力和创伤拾力关系密切。

二、临床表现

(1)多见于中年以上患者的前磨牙区,其次是第一磨牙和尖牙。有时范围涉及第二恒磨牙以前的全部牙齿,常见邻近数个牙齿,且缺损程度可不相同。偶见年轻患者单个牙齿的楔状缺损,均伴有该患牙的拾干扰。中老年人中,该病的发病率可达60%~90%。

(2)缺损多发生在颊、唇侧,少见于舌侧。调查资料表明老年人中,舌侧缺损的患病率达15.2%,好发牙位是第一磨牙、第二磨牙。

(3)楔状缺损由浅凹形逐渐加深,表面光滑,边缘整齐,为牙齿本色。

(4)楔状缺损达牙本质后,可出现牙本质过敏症,深及牙髓时可引起牙髓和根尖周病。缺损过多可导致牙冠折断。

三、防治原则

(一)消除病因

检查拾干扰并行调整,改正刷牙方法。

(二)纠正环境

纠正口腔内的酸性环境,改变饮食习惯,治疗胃病,用弱碱性含漱液漱口(如2%小苏打溶液)。

(三)修复缺损

患牙出现缺损必须进行修复,黏结修复效果好。

(四)对症治疗

出现其他病症应进行相应的治疗。

第七节　拾创伤性磨牙根横折

磨牙,尤其是第一恒磨牙、第二恒磨牙是人类口腔中承担拾力的主要牙齿,其中承受应力较大的牙根在创伤性𬌗力作用下有可能发生折断,并导致一系列并发症。国内学者首先报道了这类𬌗创伤性磨牙根横折患者。

一、病因

(一)患牙长期承受过重的𬌗力和创伤性𬌗力

患者口内有多个缺失牙长期未修复,有不良修复体或其他患牙未治疗,根折患牙在出现症状前是承担咀嚼力的主要牙齿,且侧方𬌗时尤其在非工作侧有明显的𬌗干扰。

(二)磨牙应力集中的解剖部位

生物力学实验证实,多根牙因其解剖特点,在受力时各根的应力分布是不均衡的,如上第一磨牙,牙根分叉显著;在正中咬合时,腭根受力最大。当侧方𬌗非工作侧有𬌗干扰时,腭根颈 1/3 与中 1/3 交界处应力值最大,牙齿硬组织长期应力集中部位可以产生应力疲劳微裂。在牙体和牙周组织健康的磨牙,该部位是创伤性𬌗力导致根横折的易感区。

(三)突然的咬合外伤

吃饭时咬到小沙子、不慎误咬筷子等,这种外力不同于一般的外伤力量,它选择性地作用在患牙咬合时承受压力最大的牙根特定部位,造成折断。

二、临床表现

好发于中老年人无牙体疾病的上磨牙腭根,其次是远中颊根。

(1)患牙长期咬合不适或痛,可有急性咬合外伤史。

(2)牙冠完整,叩诊不适或痛,根折侧叩诊浊音。

(3)可并发牙髓病、根尖周病及患根的牙周疾病。

(4)患牙可有 1～2 度松动,功能性动度 2～3 度。

(5)侧方𬌗干扰以非工作侧为主,全口𬌗力分布不均衡。

三、X 线片表现

患牙的某一根有 X 线透射的横折线(图 2-4),还可有牙周膜间隙增宽,偶见折断的根尖移位。

四、诊断

除考虑临床表现之外,X 线片表现是主要诊断指征。开髓后患根在折断线处的异常,通过探诊可协助诊断。

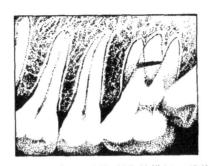

图 2-4　上磨牙腭侧根创伤性横折 X 线片

五、治疗原则

(一)调整咬合

去除患牙非工作侧𬌗干扰,注意均衡全口𬌗力负担。

(二)对症治疗

牙髓活力正常且患根牙周组织正常者,可不做牙髓治疗,但应定期观察。已并发牙髓、根尖周病者做相应治疗。

(三)折断根处理

折断的部位如果不与龈袋相通,可行保守治疗(根管治疗);如果相通,则行手术治疗(根尖手术、截根术或半根切除术)。

第三章

口腔颌面部炎症

第一节　颌骨骨髓炎

一、病因

(一)牙源性感染

牙源性感染临床上最多见,约占这类骨髓炎的90%,常见在机体抵抗力下降和细菌毒力强时由急性根尖周炎、牙周炎、智齿冠周炎等牙源性感染直接扩散引起。

(二)损伤性感染

因口腔颌面部皮肤和黏膜的损伤,与口内相通的开放性颌骨粉碎性骨折或火器伤伴异物存留均有利于细菌侵入颌骨内,从而引起颌骨损伤性颌骨骨髓炎。

(三)血源性感染

该类感染多见于儿童,感染经血扩散至颌骨发生的骨髓炎,一般有颌面部或全身其他部位的化脓性病变或败血症史,但有时也可无明显全身病灶史。

二、临床表现

临床上可见4种类型的颌骨骨髓炎症状:急性化脓性、由急性转为慢性、起始即为慢性、非化脓性。下颌骨急性骨髓炎早期通常有下列4个特点:①深部剧烈疼痛。②间歇性高热。③颏神经分布区感觉异常或麻木。④有明显病因。

在开始阶段,牙齿不松动,肿胀也不明显,皮肤无瘘管形成,是真正的骨髓内的骨髓炎。积极的抗生素治疗在此阶段可防止炎症扩散至骨膜。化验检查仅有白细胞轻度增多,X线检查基本为正常。由于此时很难取得标本培养及做药物敏感试验,可根据经验选择抗生素。

发病后 10～14 天,患区牙齿开始松动,叩痛,脓自龈沟向外排出或形成黏膜。口腔常有臭味。颊部可有蜂窝织炎或有脓肿形成,颏神经分布区感觉异常。不一定有开口困难,但区域淋巴结有肿大及压痛,患者多有脱水现象。急性期如治疗效果欠佳,则转为慢性。临床可见瘘形成、软组织硬结、压痛。如起始即为慢性,则发病隐匿,仅有轻微疼痛,下颌稍肿大,渐有死骨形成,常无瘘。

三、诊断

详细询问患者发病经过及治疗情况,注意与牙齿的关系,查明病原牙。有无积脓波动感,可疑时可做穿刺证实。脓液做细菌培养和抗生素敏感度测定。有无瘘管,用探针等器械探查有无死骨及死骨分离。利用 X 线检查,查明慢性期骨质破坏情况,有无死骨形成。

四、治疗

(一)急性颌骨骨髓炎的治疗

在炎症初期,应采取积极有效的治疗,控制感染的发展。如延误治疗,则常形成广泛的死骨,造成颌骨骨质缺损。治疗原则与一般急性炎症相同,但急性化脓性颌骨骨髓炎一般来势迅猛,病情重,并常有引起血行感染的可能。因此,在治疗过程中应首先注意全身支持及药物治疗,同时应配合必要的外科手术治疗。

1.药物治疗

颌骨骨髓炎的急性期,尤其是中央性颌骨骨髓炎,应根据临床反应,细菌培养及药物敏感试验的结果,给予足量、有效的抗生素,以控制炎症的发展,同时注意全身必要的支持疗法。在急性炎症初期,物理疗法可有一定效果。

2.外科疗法

目的是达到引流排脓及去除病灶。急性中央性颌骨骨髓炎,一旦判定骨髓腔内有化脓性病灶时,应及早拔除病灶牙及相邻的松动牙,使脓液从拔牙窝内排出,既可以防止脓液向骨髓腔内扩散,又能通过减压缓解剧烈的疼痛。如经拔牙未能达到引流目的,症状也不减轻时,则应考虑凿去部分骨外板,以达到敞开髓腔充分排脓,迅速解除疼痛的效果。如果颌骨内炎症自行穿破骨板,形成骨膜下脓肿或颌周间隙蜂窝织炎时,单纯拔牙引流已无效,此时可根据脓肿的部位从低位切开引流。

(二)慢性颌骨骨髓炎的治疗

颌骨骨髓炎进入慢性期有死骨形成时,必须手术去除死骨颌病灶后方能痊愈。慢性中央性颌骨骨髓炎,常常病变范围广泛并形成较大死骨块,可能一侧颌骨或全下颌骨均变成死骨。病灶清除应以摘除死骨为主,如死骨完全分离则手术较易进行。慢性边缘性颌骨骨髓炎,受累区骨质变软,仅有散在的浅表性死骨形成,故常用刮除方法去除。感染侵入松质骨时,骨外板可呈腔洞状损害,有的呈单独病灶,有的呈数个病灶相互连通,病灶腔洞内充满着大量炎性肉芽组织,此时手术应以刮除病理性肉芽组织为主。

第二节　智齿冠周炎

一、病因

阻生智齿及智齿在萌出过程中,牙冠可部分或全部被龈瓣覆盖,龈瓣与牙冠之间形成较深的盲袋,食物及细菌极易嵌塞于盲袋内;加上冠部牙龈常因咀嚼食物而损伤,形成溃疡。当全身抵抗力下降,局部细菌毒性增强时可引起冠周炎的急性发作。

二、临床表现

(一)慢性冠周炎

慢性冠周炎因症状轻微,患者就诊数不多。盲袋虽有食物残渣积存及细菌滋生,但引流通畅,若无全身因素、咬伤等影响,常不会突然发作。在急性发作时,症状即与急性冠周炎相同。慢性者如反复发作,症状可逐渐加重,故应早期拔除阻生牙,以防止发生严重炎症及扩散。

(二)急性局限型冠周炎

阻生牙牙冠上覆盖的龈瓣红肿、压痛。挤压龈瓣时,常有食物残渣或脓性物溢出。龈瓣表面常可见到咬痕。反复发作者,龈瓣可有增生。

(三)急性扩展型冠周炎

局部症状同上,但更严重和明显。有颊部肿胀、开口困难及咽下疼痛的临床表现。Winter 认为,由于龈瓣中含有颊肌及咽上缩肌纤维,可导致开口困难及吞咽疼痛。Kay 认为开口困难的原因可能是:①因局部疼痛而不愿张口。②因炎症致使咀嚼肌组织张力增大,上颌牙尖在咬合时直接刺激磨牙后区的颞肌腱,引起反射性痉挛而致。③炎症时组织水肿的机械阻力致使张口受限。耿温琦认为,如果炎症向磨牙后区扩散,可侵犯颞肌腱或翼内肌前缘,引起开口困难。

阻生的下颌第三磨牙多位于升支的前内侧,在升支前下缘与牙之间形成一骨性颊沟,其前下方即为外斜嵴,有颊肌附着。炎症常可沿此向前下方扩散,形成前颊部肿胀(以第一磨牙、第二磨牙为中心)。扩散型冠周炎多有明显的全身症状,包括全身不适、畏寒、发热、头痛、食欲减退、便秘,还可有白细胞计数及体温升高。颌下及颈上淋巴结肿大、压痛。

(四)扩散途径及并发症

炎症可直接蔓延或经由淋巴管扩散。由于炎症中心位于几个间隙的交界处,可引起多个间隙感染。一般先向磨牙后区扩散,再从该处向各间隙扩散。最易向嚼肌下间隙、翼颌间隙、颌下间隙扩散;其次是向咽旁间隙、颊间隙、颞间隙、舌下间隙扩散。严重者可沿血循环引起全身他处的化脓性感染,甚至发生败血症等。磨牙后区的炎症(骨膜炎、骨膜下脓肿)可从嚼肌前缘与颊肌后缘之间的薄弱处,向前方扩散,引起颊间隙感染。嚼肌下间隙的感染可发生于沿淋巴管扩散或直接蔓延。嚼肌内侧面无筋膜覆盖,感染与嚼肌直接接触,引起严重肌痉挛,发生深度张口困难。嚼肌下间隙感染如未及时治疗或成为慢性,可引起下颌升支的边缘性骨炎。炎症向升支内侧扩散,可引起翼颌间隙感染,也可产生严重的开口困难,但程度不及嚼肌下感染引起者。炎症向内侧扩散,可引起咽旁间隙感染或扁桃体周围感染。炎症如向下扩散,可形成颌下间隙或舌下间隙感染。炎症如沿舌侧向后,可形成咽峡前间隙感染。

三、诊断

多发生于青年人,尤其是以 18～30 岁多见。有全身诱发因素或反复发作史,重者有发热、周身不适、血中白细胞计数增多的表现。第三磨牙萌出不全,冠周软组织红、肿痛,盲袋溢脓或分泌物,具有不同程度的张口受限或吞咽困难,面颊部肿胀、患侧颌下淋巴结肿痛。慢性者可有龈瘘或面颊瘘,X 线检查见下颌骨外侧骨膜增厚,有牙周骨质的炎性阴影。下颌智齿冠周炎合并面颊瘘或下颌第一磨牙颊侧瘘时,易误诊为下颌第一磨牙的炎症。此外不可将下颌第二磨牙远中颈部龋引起的牙髓炎误诊为冠周炎。

四、治疗

对于慢性冠周炎,应及时拔除阻生牙,不可姑息迁延。因反复多次发作,易形成急性扩展型而带来更多痛苦。对急性冠周炎,应根据患者的身体情况、炎症情况、牙位情况和医师的经验,进行适当治疗。

(一)保守疗法

1.盲袋冲洗、涂药

可用 2% 的过氧化氢溶液或温热生理盐水,并最好用一弯针头(可将尖部磨去,使之圆钝)深入至盲袋底部,彻底冲洗盲袋。若仅在盲袋浅部冲洗则作用甚小。冲洗后用碘甘油或 50% 的三氯醋酸涂入,后二者有烧灼性,效果更好。涂药时用探针或弯锯导入盲袋底部。

2.温热液含漱

温热液含漱能改善局部血循环,缓解肌肉痉挛,促使炎症消散,使患者感到舒适。用盐水或普通水均可,温度应稍高,每 1～2 小时含漱 1 次,每次含 4～5 分钟。含漱时头应稍向后仰并偏患侧,使液体作用于患区,但在急性炎症扩散期时,不宜用热含漱。

3.抗生素

根据细菌学研究,细菌以绿色链球菌(甲型溶血性链球菌)为主,此菌对青霉素高度敏感,但使用 24 小时后即可能产生耐药性,故使用青霉素时,初次剂量应较大。由于厌氧菌在感染中也起重要作用,故在严重感染时,应考虑使用克林霉素(亦称氯洁霉素),也可考虑青霉素类药物与硝基咪唑类药物(甲硝唑或替硝唑)同时应用。

4.中药、针刺治疗

可根据辨证施治原则用药,也可用成药如牛黄解毒丸之类进行治疗。面颊部有炎性浸润但未形成脓肿时,可外敷如意金黄散,有安抚、止痛、消炎作用。针刺合谷、下关、颊车等穴位有助于止痛、消炎和开口。

5.支持疗法

因常有上呼吸道感染、疲劳、失眠、精神抑郁等诱因,故应重视全身支持疗法,如适当休息、注意饮食、增加营养等。应注意口腔卫生。应视情况给予镇痛剂、镇静剂等。

(二)盲袋切开

如阻生牙牙冠已大部分露出,则不需切开盲袋,只做彻底冲洗上药即可,因此若盲袋引流通畅,保守疗法即可治愈冠周炎症。

如盲袋引流不畅,则必须切开盲袋。在牙冠露出不多或完全未露出、盲袋紧裹牙冠、疼痛严重或有跳痛者,盲袋多引流不畅,切开盲袋再彻底冲洗上药,能迅速消炎止痛并有利于防止炎症扩散。

切开盲袋时应充分麻醉。可将麻药缓慢注入磨牙后三角区深部及颊舌侧黏膜下,用尖刀片(11号刀片)从近中颊侧起,刀刃向上、向后,将盲袋挑开。同时应将盲袋底部的残余牙囊组织切开,使盲袋彻底松弛、减压。但勿剥离冠周的黏骨膜,以免引起颊部肿胀。然后用前法彻底冲洗盲袋后上药。

(三)拔牙

如临床及X线检查,发现为下颌第三磨牙阻生,不能正常萌出,应及早拔除阻生牙,可预防冠周炎发生。如已发生冠周炎,何时拔除阻生牙,意见不一,特别是在急性期时。不少学者主张应待急性期消退后再拔牙,认为急性期拔牙有引起炎症扩散的可能。

近年来,主张在急性期拔牙者颇多,认为此法可迅速消炎止痛,如适应证选择得当,拔牙可顺利进行,效果良好,不会使炎症扩散。如冠周炎为急性局限型,根据临床及X线检查判断,阻生牙可用简单方法顺利拔除时,应为拔牙的适应证。如冠周炎为急性扩散型,或判断拔除困难(需翻瓣、去骨等),或患者全身情况差,或医者本身的经验不足,则应待急性期后拔牙。

急性期拔牙时,如患者开口困难,可采用高位翼下颌阻滞麻醉,同时在磨牙后稍上方用局部麻醉药行颞肌肌腱处封闭,并在翼内肌前缘处封闭,可增加开口度。拔牙时如有断根,可不必取出,留待急性期过后再取出。很小的断根可不必挖取。总之,创伤越小越好。急性期拔牙时,应在术前、术后应用抗生素,术后严密观察。

(四)龈瓣切除

如牙位正常,与对颌牙可形成正常的𬌗关系,𬌗面仅为龈瓣覆盖,则可行龈瓣切除。龈瓣切除后,应暴露牙的远中面,但阻生牙因萌出间隙不足,很难露出冠部的远中面,故龈瓣切除术的适应证很少。最好用圈形电灼器术切除,此法简便,易操作,出血少,同时封闭了血管及淋巴管,有利于防止炎症扩散。用刀切除时,宜用小圆刀片,尽量切除远中及颊舌侧,将牙冠全部暴露。远中部可缝合1~2针。

(五)拔除上颌第三磨牙

如下颌阻生牙龈瓣对颌牙有创伤(多可见到牙咬痕),同时上颌第三磨牙也无保留价值(或有错位,或已下垂等),应在治疗冠周炎时同时拔除。但如上颌第三磨牙有保留价值,可调𬌗,使之与下颌阻生牙覆盖的龈瓣脱离接触。

第三节 面颈部淋巴结炎

一、病因

以继发于牙源性及口腔感染最为多见,也可以来源于面部皮肤的损伤、疖、痈等。小儿大多数由上呼吸道感染及扁桃体炎引起。由化脓性细菌引起的称为化脓性淋巴结炎。由结核分枝杆菌引起的为结核性淋巴结炎。

二、临床表现

(一)急性化脓性淋巴结炎

早期病症轻者仅有淋巴结的肿大、变硬和压痛,有时患者有自觉疼痛的症状,淋巴结的界限清楚,与周围组织无粘连,移动度尚可。当炎症波及淋巴结包膜外时,淋巴结周围出现蜂窝织炎,则肿胀弥散,周界不清,表面皮肤发红。全身反应轻微或有低热,体温一般在 38 ℃以下,此期常被患者忽视而得不到及时治疗,如能够及时治疗可以治愈或向慢性淋巴结炎转归。如未有效地控制,可迅速发展成为化脓性淋巴结炎,局部疼痛加重,淋巴结化脓溶解。脓肿破溃后,侵及周围软组织,形成广泛的肿胀,皮肤红肿,淋巴结与周围组织粘连,不能移动。脓肿形成后,皮肤表面出现明显压痛点,表面皮肤软化,有凹陷性水肿,可扪及波动感。全身反应加重,高热,寒战,头痛,全身无力,食欲减退,小儿出现烦躁症状,白细胞计数急剧上升,达$(20\sim30)\times10^9/L$,重者出现核左移。如不及时治疗可并发颌周间隙蜂窝织炎、静脉炎、败血症,甚至出现中毒性休克。临床上小儿的症状较成人更加严重,反应更加剧烈。

(二)慢性淋巴结炎

慢性淋巴结炎主要表现为慢性增殖性炎症,也可以是急性化脓性炎症经有效控制后的转归过程。淋巴结肿大、变硬,大小不等,与周围组织无粘连,活动度良好,有轻度压痛,无明显全身症状。慢性淋巴结炎可持续很长时间,甚至有些患者在治愈后,因淋巴结内纤维结缔组织增生,在肿大的淋巴结消退到一定程度后,仍有一定硬度,但无任何其他症状。此外,慢性淋巴结炎在遇到新的致病因子的侵袭或机体抵抗力突然下降时,可突然急性发作。

三、诊断

根据病史、临床表现可诊断。急性化脓性淋巴结炎与结核性淋巴结炎形成脓肿后可借抽吸脓液进行鉴别诊断。冷脓肿的脓液稀薄污浊,暗灰色似米汤,夹杂有干酪样坏死物;而化脓性淋巴结炎,抽吸物多呈黄色黏稠脓液。急性化脓性颌下淋巴结炎应与化脓性颌下腺炎相鉴别,后者可因损伤、导管异物或结石阻塞而继发感染。双手触诊检查时颌下腺较颌下淋巴结炎位置深而固定,导管口乳头有红肿炎症,并可挤出脓液。

四、治疗

(一)局部治疗

急性化脓性淋巴结炎在全身用药的同时,早期可采用局部热敷、超短波、氦氖激光、中药外敷等疗法,以促进炎症的吸收,防止炎症扩散。如有脓肿形成,且脓汁较少时,或吸收痊愈,或向慢性淋巴结炎转化。若脓汁较多,或已形成颌周蜂窝织炎时,肿大的淋巴结中心已变软,有波动感,或经局部穿刺抽出脓汁者,应及时切开引流,排出脓液。有的婴幼儿颈部皮下脂肪较厚,对脓肿较小且较为局限者,也可采用穿刺抽脓并注入抗生素的方法治疗。慢性淋巴结炎一般不需要治疗,但淋巴结增大明显经久不能缩小,或有疼痛不适也可采取外科手术方法将肿大淋巴结摘除。急性化脓性淋巴结炎和慢性淋巴结炎都应尽早查明并积极予以治疗原发病灶,如牙槽脓肿、牙周炎、智齿冠周炎、扁桃体炎、疖和痈等。

(二)全身治疗

急性化脓性淋巴结炎早期常有全身症状,尤其在婴幼儿,常有高热及中毒症状,应给予全身支持疗法及水电解质平衡,患者要安静休息,根据常见病原菌选择抗生素药物。

第四节　颌面部疖痈

颌面部疖痈是一种常见病,它是皮肤毛囊及皮脂腺周围组织的一种急性化脓性感染。发生在一个毛囊及所属皮脂腺者称为疖。相邻多个毛囊及皮脂腺累及者称为痈。颌面部局部组织松软,血运丰富,静脉缺少瓣膜且与海绵窦相通,如感染处理不当,易扩散逆流入颅内,引起海绵窦血栓性静脉炎、脑膜炎、脑脓肿等并发症。尤其是发生在颌面部的"危险三角区"内更应注意。

一、病因

绝大多数的病原菌为金黄色葡萄球菌,少数为白色葡萄球菌。在通常情况下,人体表面皮肤及毛囊皮脂腺有细菌污染但不致病。当皮肤不洁,抵抗力降低,尤其是有某些代谢障碍的疾病的患者,如糖尿病患者,当细菌侵入时易引起感染。

二、临床表现

疖是毛囊及其附件的化脓性炎症,病变局限在皮肤的浅层组织。初期为圆锥形毛囊性炎性皮疹,基底有明显炎性浸润,形成皮肤红、肿、痛的硬结,自觉灼痛和触痛,数天后硬结顶部出现黄白色脓点,周围为红色硬性肿块,患者自觉局部发痒、灼烧感及跳痛,以后发展为坏死性脓栓,脓栓脱去后排出血性脓液,炎症渐渐消退,创口自行愈合。轻微者一般无明显全身症状,重者可出现发热,全身不适及区域性淋巴结肿大。如果处理不当,如随意搔抓或挤压排脓以及不适当的切开等外科操作,都可促进炎症的扩散,甚至引起败血症。有些菌株在皮肤疖肿消退后还可诱发肾炎。因鼻翼两旁和上颌为血管及淋巴管丰富的危险三角区,如果搔抓、挤捏或加压,感染可骤然恶化,红肿热痛范围扩大,伴发蜂窝织炎或演变成痈。因危险三角区的静脉直接与颅内海绵窦相通,细菌可沿血行进入海绵窦形成含菌血栓,并发海绵窦血栓性静脉炎,进而引起颅内感染、败血症或脓毒血症,常可危及生命。疖通常为单个或数个,若病菌在皮肤扩散或经血行转移,便可陆续发生多数疖肿,如果反复出现,经久不愈者,则称为疖病。

痈是多个相邻的毛囊及其所属的皮脂腺或汗腺的急性化脓性感染,由多个疖融合而成,其病变波及皮肤深层毛囊间组织时,可顺筋膜浅面扩散至皮下脂肪层,造成较大范围的炎性浸润或组织坏死。

痈多发生于成年人,男性多于女性,好发于上唇部(唇痈)、项部(对口疮)及背部(搭背)。感染的范围和组织坏死的深度均较疖重。当多数毛囊、皮脂腺、汗腺及其周围组织发生急性炎症与坏死时,可形成迅速扩大的紫红色炎性浸润块。感染可波及皮下筋膜层及肌组织。初期肿胀的唇部皮肤与黏膜上出现多数的黄白色脓点,破溃后呈蜂窝状,溢出脓血样分泌物,脓头周围组织可出现坏死,坏死组织溶解排出后可形成多数蜂窝状洞腔,严重者中央部坏死、溶解、塌陷,似火山口状,内含有脓液或大量坏死组织。痈向周围和深层组织发展,可形成广泛的浸润性水肿。

唇痈除了剧烈的疼痛外,可引起区域淋巴结的肿大和触痛,全身症状明显,如发热,畏寒,头痛及食欲减退,白细胞计数增多,核左移等。唇痈不仅局部症状比疖重,而且容易引起颅内海绵状血栓性静脉炎、败血症、脓毒血症及中毒性休克等,危险性很大。

三、诊断

有全身及局部呈现急性炎症症状,体温升高、白细胞计数增多、多核白细胞计数增多、左移。单发性毛囊炎为"疖",多发性为"痈"。注意疖肿的部位是否位于危险三角区,有无挤压、搔抓等有关病史,有无头痛、头晕、眼球突出等海绵窦血栓性静脉炎等征象败血症表现。

四、治疗

(一)局部治疗

尽量保持局部安静,减少表情运动,尽量少说话等,以减少肌肉运动时对疖肿的挤压刺激,严禁挤压、搔抓、挑刺,忌用热敷、石炭酸或硝酸银烧灼,以防感染扩散。

1.毛囊炎的局部治疗

止痒杀菌,保持局部清洁干燥。可涂2%～2.5%的碘酊,每天数次。毛囊内脓肿成熟后,毛发可自然脱出,少量脓血分泌物溢出或吸收便可痊愈。

2.疖的局部治疗

杀菌消炎,早期促进吸收。早期可外涂2%～2.5%的碘酊,20%～30%的鱼石脂软膏或纯鱼石脂厚敷;也可用2%的鱼石脂酊涂布;也可外敷中药,如二味地黄散、玉露散等。如炎症不能自行消退,一般可自行穿孔溢脓。如表面脓栓不能自行脱落,可用镊子轻轻夹除,然后脓液流出,涂碘酊即可。

3.痈的治疗

促使病变局限,防止扩散。用药物控制急性炎症的同时,局部宜用4%的高渗盐水或含抗菌药物的盐水行局部湿敷,以促使痈早期局限、软化及穿破,对已有破溃者有良好的提脓效果;在溃孔处可加用少量化腐丹,以促进坏死组织溶解,脓栓液化脱出。对脓栓浓稠,一时难以吸取者,可试用镊子轻轻钳出,但对坏死组织未分离彻底者,不可勉强牵拉,以防感染扩散;此时应继续湿敷至脓液消失,直到创面平复为止。过早停止湿敷,可因阻塞脓道造成肿胀再次加剧。面部疖痈严禁早期使用热敷和按一般原则进行切开引流,以防止感染扩散,引起严重的并发症。对已形成明显的皮下脓肿而又久不破溃者,可考虑在脓肿表面中心皮肤变薄或变软的区域,做保守性切开,引出脓液,但严禁分离脓腔。

(二)全身治疗

一般单纯的毛囊炎和疖无并发症时,全身症状较轻,可口服磺胺和青霉素等抗菌药物,患者应适当休息和加强营养。

面部疖合并蜂窝织炎或面痈应全身给予足量的抗菌药物,防止炎症的进一步扩散。有条件者最好从脓头处取脓液进行细菌培养及药物敏感试验,疑有败血症及脓毒血症者应进行血培养。无论是脓液培养还是血培养,若患者已用过抗菌药物,或受取材时间和培养技术的影响,培养结果可能为假阴性,药物敏感试验也可能出现偏差。为提高培养结果的阳性率和药物敏感试验的准确性应连续3~5天抽血培养,根据结果用药。如果一时难以确定,可先使用对金黄色葡萄球菌敏感的药物,如青霉素、头孢菌素及红霉素等,待细菌培养和药物敏感试验有确定结果时,再做必要的调整。虽然细菌药物敏感试验结果是抗菌药物选择的重要依据,但由于受体内、体外环境因素的影响,体外药物敏感试验的结果不能完全反映致病菌对药物的敏感程度。

另一个给药的重要依据是在用药后症状的好转程度,如症状有明显好转,说明用药方案正确;如症状没有好转,或进一步恶化,应及时调整用药方案。此外,在病情的发展过程中,可能出现耐药菌株或新的耐药菌株的参与,所以也应根据药物敏感试验的结果和观察脓液性质及时调整用药方案。败血症和脓毒血症常给予2~3种抗菌药物联合应用,局部和全身症状完全消失后,再维持用药5~7天,以防病情的复发。唇痈伴有败血症和脓毒血症时,可能出现中毒性休克,或出现海绵窦血栓性静脉炎和脑脓肿等严重并发症,应针对具体情况予以积极的全身治疗。

第五节　口腔颌面部间隙感染

口腔颌面部间隙感染是口腔、颌骨周围、颜面及颈上部肌肉,筋膜、皮下组织中的弥散性急性化脓性炎症,也称为蜂窝织炎。如感染局限称为脓肿,其中有眶下、颊、嚼肌、翼颌、咽旁、颞下、颞、颌下、口底等间隙感染。临床表现主要为发热,食欲缺乏,局部红、肿、热、痛及张口受限或吞咽困难,白细胞计数增多,可引起脑、肺部等并发症。本病成年人发病率较高,主要为急性炎症表现,感染主要来自牙源性,少数为腺源性或血源性。口底蜂窝织炎是口腔颌面部最严重的感染,若未及时接受治疗可发生败血症、中毒性休克或窒息等严重并发症,因此,早期诊断、早期治疗是关键。

一、眶下间隙感染

(一)病因

眶下间隙位于眼眶下方上颌骨前壁与面部表情肌之间。其上界为眶下缘,下界为上颌骨牙槽突,内界为鼻侧缘,外界为颧界。间隙中有眶下神经、血管以及眶下淋巴结。此外尚有走行于肌间的内眦动脉、面前静脉及其与眼静脉、眶下静脉、面深静脉的交通支。眶下间隙感染多来自颌尖牙及第一双尖牙或上颌切牙的根尖化脓性炎症或牙槽脓肿。此外,上颌骨前壁骨髓炎、眶下区皮肤、鼻背及上唇的感染如疖、痈也可通过直接播散、静脉交通或淋巴引流致该间隙感染。

(二)临床表现

该间隙蜂窝织炎主要表现为眶下区,以尖牙窝为中心的红肿,可伴眼睑肿胀,睑裂变窄;眶下神经受累常伴有疼痛。从口腔前庭侧检查可见尖牙及第一双尖牙前庭沟肿胀变平,从前庭沟向尖牙窝方向抽吸,可抽得脓液。有时可在眶下区直接扪及波动;向侧方可向颊间隙播散,引起颊部肿胀;向上播散可引起眶周蜂窝织炎;如引发内眦静脉、眶静脉血栓性静脉炎时,可造成海绵窦血栓性静脉炎。

(三)诊断

有剧烈疼痛,患侧眶下面部肿胀,鼻唇沟消失,下眼睑及上唇水肿。患牙松动,有叩痛。尖牙及双尖牙前庭沟肿胀,脓肿形成时有波动感。

(四)治疗

脓肿形成后应及时进行切开引流,一般在尖牙、第一双尖牙相对应的前庭沟底肿胀中心做与上牙槽突平行的切口,深度应切破尖牙窝骨膜;用盐水冲洗,必要时放置橡皮引流条;橡皮引流条应与尖牙或第一双尖牙栓结固定,以免落入尖牙窝底部。如脓肿主要位于皮下且局限时,也可在下睑下方眶下缘沿皮纹做切口,但一般原则是尽可能采用口内切开引流的方式。急性炎症减轻后应及时治疗病灶牙。

二、颊间隙感染

(一)病因

颊间隙有广义狭义之分。广义的颊间隙是指位于颊部皮肤与颊黏膜之间的间隙。其上界为颧骨下缘；下界为下颌骨下缘；前界从颧骨下缘，经口角至下颌骨下缘的连线；后界浅面相当于嚼肌前缘，深面为颊肌及翼下颌韧带等结构。间隙内除含蜂窝组织、脂肪组织(颊脂垫)外，尚有面神经、颊长神经、颌外动脉、面前静脉通过，以及颊淋巴结、颌上淋巴结等位于其中。狭义的颊间隙是指嚼肌与颊肌之间存在的一个狭小筋膜间隙，颊脂垫正位于其中，此间隙也称为咬颊间隙。颊间隙借血管、脂肪结缔组织与颞下间隙、颞间隙、嚼肌间隙、翼颌间隙、眶下间隙相通。颊间隙感染可来源于上下颌后牙的根尖感染或牙周感染，尤其是下颌第三磨牙冠周炎可直接波及此间隙，也可从邻近间隙播散而来，其次为颊及上颌淋巴结引起的腺源性感染，颊部皮肤黏膜的创伤、局部炎症也可引起该间隙感染。

(二)临床表现

面部前部肿胀、疼痛，如肿胀中心区接近皮肤或黏膜侧，可引起相应区域皮肤或黏膜的明显肿胀，引起张口受限，脓肿可扪及波动感。该间隙感染易向眶下间隙、颞下间隙、翼颌间隙及嚼肌间隙扩散，也可波及颌下间隙。

(三)诊断

有急性化脓性智齿冠周炎或上下颌磨牙急性根尖周炎史。当脓肿发生在颊黏膜与颊肌之间时，下颌或上颌磨牙区前庭沟红肿，前庭沟变浅呈隆起状，触之剧痛，有波动感，穿刺易抽出脓液，面颊皮肤红肿相对较轻。脓肿发生在皮肤与颊肌之间，特别是颊指垫全面受到炎症累及时，则面颊皮肤红肿严重、皮肤肿胀发亮，炎性水肿扩散到颊间隙解剖周界以外，但是红肿压痛中心仍在颊肌位置，局部穿刺可抽出脓液。

(四)治疗

脓肿接近口腔黏膜时，宜在咬合线下方前庭沟上方做平行于咬合线的切口。如脓肿接近皮肤，较局限时可直接从脓肿下方沿皮纹切开；较广泛时应从颌下1.5 cm处做平行于下颌骨下缘的切口，将止血钳从颌骨下缘外侧伸入颊部脓腔。引流条放置时宜加固定，以免落入脓腔中。

三、颞间隙感染

(一)病因

颞间隙位于颧弓上方的颞区,借脂肪结缔组织与颞下间隙、翼下颌间隙、嚼肌间隙和颊间隙相通。其主要为牙源性感染,由上颌后磨牙根尖周感染引起;其次可由嚼肌间隙、翼下颌间隙、颞下间隙、颊间隙感染扩散而直接播散;继发于化脓性中耳炎、颞骨乳突炎;还可由颞部皮肤感染直接引起。该间隙感染可通过板障血管、直接破坏颞骨或通过颞下间隙的颅底诸孔、翼腭窝侵及颅内。患者出现硬脑膜激惹、颅内压升高的症状,如呕吐、昏迷、惊厥。

(二)临床表现

颞间隙临床表现取决于是单纯颞间隙感染还是伴有相邻多间隙感染,因此肿胀范围可仅局限于颞部或同时有腮腺嚼肌区、颊部、眶部、颧部等广泛肿胀。病变区表现有凹陷性水肿、压痛、咀嚼痛和不同程度的张口受限。颞浅间隙脓肿可触到波动感,颞深间隙则需借助穿刺抽出脓液方能明确。颞筋膜坚韧厚实,颞肌强大,疼痛十分剧烈,可伴头痛,张口严重受限。深部脓肿难以自行穿破,脓液长期积存于颞骨表面,可引起骨髓炎。颞骨鱼鳞部骨壁薄,内外骨板间板障少,感染可直接从骨缝或通过进入脑膜的血管蔓延,导管脑膜炎、脑脓肿等并发症。感染可向颞下间隙、翼颌间隙、颊间隙、嚼肌间隙等扩散,伴多间隙感染时,则有相应间隙的症状和体征,并有严重的全身症状。

(三)诊断

有上颌第三磨牙冠周炎、根尖周炎史,上牙槽后神经阻滞麻醉、卵圆孔麻醉、颞下-三叉-交感神经封闭史。颞部或腮腺嚼肌区有凹陷性水肿、压痛、咀嚼痛和不同程度的张口受限,疼痛十分剧烈。

(四)治疗

脓肿形成时,应根据脓肿大小及范围确定切口。颞浅间隙的脓肿可在颞肌表面做放射状切口,切口方向与颞肌纤维方向一致,勿在切开引流过程中横断颞肌,以免引起出血、感染播散。颞深间隙脓肿时,可沿颞肌附着线做弧形切口,从骨膜上翻开肌瓣彻底引流脓腔。颞间隙伴颞下间隙、翼颌间隙感染时可在升支喙突内侧,上颌前庭沟后做切口,或经颌下做切口,使引流管一端经口内(或颌下)引出,另一端经口外引出,建立贯通引流,加快创口愈合。颞间隙感染经久不愈者,应考虑是否发生颞骨骨髓炎,可通过 X 线片或经伤口探查证实,如有骨质破坏吸收的影像或是骨膜粗糙不平,尽早做颌骨刮治术。

四、颞下间隙感染

(一)病因

颞下间隙位于颞骨下方,前界为上颌结节及上颌颧突后面;后界为茎突及茎突诸肌;内界为蝶骨翼突外板的外侧面;外界为下颌支上份及颧弓;上界为蝶内大翼的颞下面和颞下嵴;下界是翼外肌下缘平面,并与翼下颌间隙分界。该间隙中的脂肪组织、颌内动静脉、翼静脉丛、三叉神经上下颌支的分支分别与颞、翼下颌、咽旁、颊、翼腭等间隙相通;还可借眶下裂、卵圆孔和棘孔分别与眶内、颅内相通。上颌后磨牙根尖周感染,特别是上颌第三磨牙冠周炎可直接引起本间隙的感染;也可从相邻的颞间隙、翼颌间隙、嚼肌下间隙染及颊间隙感染引起;深部注射麻醉药液如上牙槽后神经麻醉,圆孔、卵圆孔阻滞麻醉,颞下封闭,如消毒不严密有可能造成该间隙感染。

(二)临床表现

首发症状是面深部疼痛及张口受限,张口型向患侧偏斜。颧骨颧突后方,颧弓上方肿胀压痛,口内检查在颧牙槽嵴后方的前庭沟部分可扪及肿胀膨隆,可从此或乙状切迹垂直穿刺抽出脓液。本间隙与颞间隙、翼下颌间隙并无解剖结构分隔,往往同时伴有颞间隙及翼下颌间隙感染的症状和体征。颞下间隙感染时,除直接波及颞间隙及翼颌间隙,内上可波及眼眶及翼腭窝,通过颅底孔道、翼静脉丛与颅内血管相通,引起颅内感染;向外可波及嚼肌下间隙;向前可波及颊间隙引起感染。

(三)诊断

有上颌第三磨牙冠周炎、根尖周炎史,上牙槽后神经阻滞麻醉、卵圆孔麻醉、颞下-三叉-交感神经封闭史也不可忽视。颞下间隙感染早期症状常不明显,脓肿形成后也不易查出波动感。为了尽早诊断,应采用穿刺和超声检查。

(四)治疗

应积极应用大剂量抗生素治疗。若症状缓解不明显,经口内(上颌结节外侧)或口外(颧弓与乙状切迹之间)途径穿刺。有脓时,应及时切开引流,切开引流途径可由口内或口外进行。口内在上颌结节外侧口前庭黏膜转折处切开,以血管钳沿下颌升支喙突内侧向后上分离至脓腔。口外切开多用沿下颌角下做弧形切口,切断颈阔肌后,通过下颌升支后缘与翼内骨之间进入脓腔。

五、嚼肌间隙感染

(一)病因

嚼肌间隙位于嚼肌与下颌升支外侧骨壁之间。由于嚼肌在下颌支及其角部附着宽广紧密,故潜在性嚼肌间隙存在于下颌升支上段的外侧部位。借脂肪结缔组织与颊、颞下、翼下颌、颞间隙相通。嚼肌间隙为最常见的颌面部间隙感染之一,主要来自下颌智齿冠周炎,下颌磨牙的根尖周炎、牙槽脓肿,也可因相邻间隙,如颞下间隙感染的扩散,偶有化脓性腮腺炎波及引起。

(二)临床表现

以下颌支及下颌角为中心的嚼肌区肿胀、变硬、压痛伴明显张口受限。由于嚼肌肥厚坚实,脓肿难以自行破溃,也不宜触到波动感。若炎症在1周以上,压痛点局限或有凹陷性水肿,经穿刺有脓液时,应积极行切开引流,否则容易形成下颌支的边缘性颌骨骨髓炎。

(三)诊断

有急性化脓性下颌智齿冠周炎史。以嚼肌为中心的急性炎性红肿、跳痛、压痛,红肿范围上方超过颧弓,下方达颌下,前到颊部,后至颌后区。深压迫有凹陷性水肿,不易扪到波动感,有严重开口受限。用粗针从红肿中心穿刺,当针尖达骨面时回抽并缓慢退针即可抽到少许黏稠脓液。患者表现为高烧,白细胞计数增多,中性白细胞比例增大。

(四)治疗

嚼肌间隙蜂窝织炎时除全身应用抗生素外,局部可采用物理疗法或外敷中药;一旦脓肿形成应及时引流。嚼肌间隙脓肿切开引流的途径,虽可从口内翼下颌皱襞稍外侧切开,分离进入脓腔腔引流,但因引流口常在脓腔之前上份,会发生体位引流不畅,炎症不易控制的情况,导致发生边缘性骨髓炎的机会也相应增加。因此,临床常用口外途径切开引流。口外切口从下颌支后缘绕过下颌角,距下颌下缘2 cm处切开,切口长3~5 cm,逐层切开皮下组织,颈阔肌以及嚼肌在下颌角区的部分附着,用骨膜剥离器,由骨面推起嚼肌进入脓腔,引出脓液,冲洗脓腔后填入盐水纱条引流;次日交换敷料时抽去纱条,换置橡皮管或橡皮条引流。如有边缘性骨髓炎形成,在脓液减少后应早期施行死骨刮除术,术中除重点清除骨面死骨外,不应忽略嚼肌下骨膜面附着的死骨小碎块及坏死组织,以利创口早期愈合。嚼肌间隙感染缓解或被控制后,应及早对引起感染的病灶牙进行治疗或拔除。

六、翼颌间隙感染

(一)病因

翼颌间隙感染又称翼下颌间隙,位于翼内肌与下颌支之间,其前界为颊肌及下颌骨冠突;后界为下颌支后缘与腮腺;内界为翼肌及其筋膜;外界为下颌支的内板及颞肌内面;上界为翼外肌;下界为下颌支与翼内肌相贴近的夹缝。间隙内有舌神经,下牙槽神经,下牙槽动、静脉穿行,下牙槽神经阻滞术即将局部麻醉药物注入此间隙内。翼颌间隙感染主要是由牙源性感染引起的,如下颌第三磨牙冠周炎、上下颌磨牙根尖周感染等;也可由注射麻醉药液或其他间隙感染如颞下间隙、颊间隙、咽旁间隙、嚼肌间隙等的直接播散。

(二)临床表现

翼颌间隙感染时,突出症状是面深部疼痛及张口受限,可在升支后缘、下颌角下内侧、升支前缘与翼下颌韧带之间扪及组织肿胀,压痛。医源性原因引起者,起病慢,症状轻微而不典型;牙源性感染引起或其他毗邻间隙感染播散引起者,则起病急骤。翼下颌间隙感染非常容易向嚼肌间隙、颊间隙、颞下及颞间隙扩散。向其他间隙扩散时,局部及全身都会出现更为严重的炎症反应与毒性反应。可从间隙内抽出脓液,或超声波检查可见脓液平面。

(三)诊断

有急性下颌智齿冠周炎史或急性扁桃体炎史,或有邻近的翼颌间隙、颊间隙、颌下间隙、舌下间隙感染史。面深部疼痛及张口受限,局部及全身都会出现更为严重的炎症反应与毒性反应,可从间隙内抽出脓液,或超声波检查可见脓液平面。

(四)治疗

可经口内途径或口外途径建立引流。口内途径是从翼下颌韧带外侧 0.5 cm 处做纵行切开,在升支前缘内侧分离直达脓腔,或从下颌角下缘下 1.5 cm 处做平行于下颌角下缘的切口,在保护面神经下颌缘支的条件下,用大弯止血钳从翼内肌下颌骨后缘间分离进入脓腔。感染病史超过 2 周时,应注意探查升支内侧骨板有无破坏,如有边缘性骨髓炎形成时宜及时处理。

七、舌下间隙感染

(一)病因

舌下间隙位于舌和口底黏膜之下,下颌舌骨肌及舌骨舌肌之上。前界及两侧为下颌体的内侧面;后部止于舌根。颏舌肌及颏舌骨肌又可将舌下间隙分为左右两部,两者在舌下肉阜深面相连通。舌下间隙后上与咽旁间隙、翼下颌间隙相通,后下通入颌下间隙。舌下间隙感染可能是牙源性感染引起,如下颌切牙根尖周感染可首先引起舌下肉阜间隙炎症,尖牙、双尖牙及第一磨牙根尖周感染可引起颌舌沟间隙炎症,牙源性感染尚可通过淋巴及静脉交通途径引起该间隙的炎症。创伤,异物刺入,颌下腺导管化脓性炎症,舌下腺感染及同侧颌下间隙感染的播散也是可能的感染途径。一侧舌下间隙感染时主要向对侧舌下间隙及同侧颌下间隙播散。

(二)临床表现

舌下肉阜区及颌舌沟部位软组织肿胀、疼痛,黏膜表面可能覆盖纤维渗出膜,患侧舌体肿胀、僵硬、抬高,影响语言及吞咽。同侧颌下区也可能伴有肿胀。波及翼内肌时可出现张口受限。颌舌沟穿刺可抽得脓液。应注意与舌根脓肿鉴别,后者多由局部损伤因素引起舌体或舌根肌肉内感染,导致舌体或舌根肿胀,舌体运动受限,吞咽及呼吸困难,向舌根深部穿刺可抽出脓液。

(三)诊断

根据临床表现和舌下肿胀的部位感染的原因诊断。应与舌根部脓肿鉴别,舌根部脓肿较少见,常因刺伤舌黏膜或舌根部扁桃体的化脓性炎症继发;患者自觉症状有吞咽疼痛和进食困难,随着炎症加重可有声音嘶哑,甚至压迫会厌,出现上呼吸道梗阻症状。全身及局部症状均比舌下间隙感染重。

(四)治疗

应在舌下皱襞外侧做与下颌牙槽突平行的纵切口,略向下分离即可达脓腔,如放置引流条时,其末端应与下牙固定。患者应进流食,勤用盐水及漱口液含漱。诊断为舌根部脓肿时,可从口外舌骨上方做水平切口,应用钝头止血钳从中线向舌根方向钝性分离,直到脓腔引流。如有窒息危险时可先行气管切开,再做脓肿引流手术。

八、咽旁间隙感染

(一)病因

咽旁间隙位于咽腔侧方的咽上缩肌与翼内肌和腮腺深叶之间。前为翼下颌韧带及颌下腺上缘;后为椎前筋膜。间隙呈倒立锥体形,底在上为颅底的颞骨和蝶骨,尖向下止于舌骨。茎突及附着其上诸肌将该间隙分为前后两部,前部称为咽旁前间隙,后部称为咽旁后间隙。前间隙小,其中有咽升动、静脉及淋巴结和蜂窝组织。后间隙大,有出入颅底的颈内动、静脉,第Ⅸ～Ⅻ对脑神经及颈深上淋巴结等。咽旁间隙与翼颌、颞下、舌下、颌下及咽后诸间隙相通;血管神经束上通颅内,下连纵隔,可成为感染蔓延的途径。其多为牙源性,特别是下颌智齿冠周炎,以及腭扁桃体炎和相邻间隙感染的扩散;偶继发于腮腺炎、耳源性炎症和颈深上淋巴结炎。

(二)临床表现

表现为咽侧壁咽腭弓、舌腭弓乃至软腭肿胀、变红,扁桃体及悬雍垂偏向中线对侧,在翼颌韧带内侧翼内肌与咽上缩肌之间或下颌角后外方上、内、前方翼内肌内侧穿刺可抽得脓液。其可伴张口受限、吞咽疼痛,重者可伴颈上份和颌后区肿胀、呼吸困难、声嘶。咽旁间隙感染时可波及翼颌、颞下、舌下及颌下间隙,向上可引起颅内感染,向下可波及纵隔;波及颈动脉可引起出血死亡。

(三)诊断

有急性下颌智齿冠周炎史,或急性扁桃体炎史,或有邻近的翼颌间隙、颊间隙、颌下间隙、舌下间隙感染史,多见于儿童及青少年。除严重全身感染中毒体征外,局部常表现为以下三大特征。①咽征:口腔内一侧咽部红肿、触痛,肿胀范围包括翼下颌韧带区、软腭、悬雍垂移向健侧,患者吞咽疼痛,进食困难。从咽侧红肿最突出部位穿刺可抽出脓液。②颈征:患侧下颌角稍下方的舌骨大角平面肿胀、压痛。③开口受限:由于炎症刺激,该间隙外侧界的翼内肌发生痉挛,从而表现为一定程度的开口受限。

(四)治疗

脓肿较局限时,可从口内切开引流,可在翼颌韧带内侧做纵向切口,分开咽肌进入脓腔,切口达黏膜深层即可。止血钳分离脓腔时不能过深,以免伤及深部的大血管;要在有负压抽吸及气管切开抢救设备条件下进行手术,以免脓液突然流出阻塞气管。张口受限或肿胀广泛时,可从口外切开引流,在下颌角下方1.5 cm平行于下颌骨下缘切口。因脓肿位置紧邻气道,在治疗过程中应严密观察呼吸情况,有窒息症状时应及时将气管切开。

九、颌下间隙感染

(一)病因

颌下间隙位于颌下三角内,间隙中包含有颌下腺,颌下淋巴结,并有颌外动脉、面前静脉、舌神经、舌下神经通过。该间隙向上经下颌舌骨肌后缘与舌下间隙相续;向后内毗邻翼下颌间隙、咽旁间隙;向前通颏下间隙;向下借疏松结缔组织与颈动脉三角和颈前间隙相通。因此,颌下间隙感染可蔓延为口底多间隙感染。其多见于下颌智齿冠周炎、下颌后牙尖周炎、牙槽脓肿等牙源性炎症的扩散;其次为颌下淋巴结炎的扩散;化脓性颌下腺炎有时也可继发颌下间隙感染。

(二)临床表现

主要表现为以颌下区为中心的红肿、疼痛,严重者可波及面部及颈部皮肤红肿,患者可能伴有吞咽疼痛及张口困难,脓液形成时易扪及波动感。颌下间隙感染可向舌下间隙、颏下间隙、咽旁间隙及颈动脉三角区扩散。要注意与颌下腺化脓性炎症区别,颌下腺化脓性炎症常有进食后颌下区肿胀历史,双合诊颌下腺及其导管系统肿胀、压痛,挤压颌下腺及导管可见脓液从颌下腺导管口流出。多有相对长期的病史,反复急性发作;颌下间隙蜂窝织炎起病急骤,颌下弥漫性肿胀,病情在数天内迅速进展。

(三)诊断

常见于成人有下颌磨牙化脓性根尖周炎、下颌智齿冠周炎史,婴幼儿、儿童多能询问出上呼吸道感染继发颌下淋巴结炎病史。颌下三角区炎性红肿、压痛,病初表现为炎性浸润块,有压痛;进入化脓期有跳痛,波动感,皮肤潮红,穿刺易抽出脓液。患者有不同程度体温升高、白细胞计数增多等全身表现。急性化脓性颌下腺炎,常在慢性颌下腺炎的基础上急性发作,患者表现有颌下三角区红肿压痛及体温升高、白细胞计数增多的急性炎症体征,但多不形成颌下脓肿,并有患侧舌下肉阜区、颌下腺导管口红肿,压迫颌下有脓性分泌物自导管口流出。拍摄 X 线口底咬片多能发现颌下腺导管结石。

(四)治疗

颌下间隙形成脓肿时范围较广,脓腔较大,但若为淋巴结炎引起的蜂窝织炎,脓肿可局限于一个或数个淋巴结内,则切开引流时必须分开形成脓肿的淋巴结包膜才能达到引流的目的。颌下间隙切开引流的切口部位、长度,应根据脓肿部位、皮肤变薄的区域决定。一般在下颌骨体部下缘以下 2 cm 做与下颌下缘平行的切口,切开皮肤、颈阔肌后,血管钳钝性分离进入脓腔。如是淋巴结内脓肿,应分开淋巴结包膜,同时注意多个淋巴结脓肿的可能,术中应仔细检查,予以分别引流。

十、颏下间隙感染

(一)病因

颏下间隙位于舌骨上区,为颏下三角内的单一间隙。间隙内有少量脂肪组织及淋巴结,此间隙可供下颌舌骨肌、颏舌骨肌与舌下间隙相隔,两侧与颌下间隙相通,感染易相互扩散。颏下间隙的感染多来自淋巴结炎症。下唇、舌尖、口底、舌下肉阜、下颌前牙及牙周组织的淋巴回流可直接汇于颏下淋巴结,故以上区域的各种炎症、口腔黏膜溃疡、口腔炎等均可引起颏下淋巴结炎,然后继发颏下间隙蜂窝织炎。

(二)临床表现

由于颏下间隙感染多为淋巴结扩散引起,故一般病情进展缓慢,早期仅局限于淋巴结的肿大,临床症状不明显。当淋巴结炎症扩散至结外后,才引起间隙蜂窝织炎,此时肿胀范围扩展至整个颏下三角区,表现为皮肤充血、疼痛。脓肿形成后局部皮肤紫红,扪压有凹陷性水肿及波动感染。感染向后波及颌下间隙时,可表现出相应的症状。

(三)诊断

主要根据淋巴结扩散引起的颏下三角区的皮肤充血、疼痛。脓肿形成后局部皮肤紫红,扪压有凹陷性水肿及波动感染可诊断。

(四)治疗

宜从颏下 1 cm 处做平行于下颌骨下缘的切口,分开皮下组织,即达脓腔。

十一、口底蜂窝织炎

(一)病因

下颌骨下方、舌及舌骨之间有多条肌,其行走又互相交错,在肌与肌之间,肌与颌骨之间充满着疏松结缔组织及淋巴结,因此,口底各间隙之间存在着相互关联的关系,一旦由于牙源性及其他原因而发生蜂窝织炎时,十分容易向各间隙蔓延而引起广泛的蜂窝织炎。口底多间隙感染一般指双侧颌下、舌下以及颏下间隙同时受累。其感染可能是以金黄色葡萄球菌为主引起的化脓性口底蜂窝织炎;也可能是以厌氧菌或腐败坏死性细菌为主引起的腐败坏死性口底蜂窝织炎,后者又称为卢德维咽喉炎,临床上全身及局部反应均比较严重。口底多间隙感染可来自下颌牙的根尖周炎、牙周脓肿、骨膜下脓肿、冠周炎、颌骨骨髓炎,以及颌下腺炎、淋巴结炎、急性扁桃体炎、口底软组织和颌骨的损伤等。

引起化脓性口底蜂窝织炎的病原菌,主要是葡萄球菌、链球菌;腐败坏死性口底蜂窝织炎的病原菌,主要是厌氧性、腐败坏死性细菌。口底多间隙感染的病原菌常常为混合性菌群,除葡萄球菌、链球菌外,还可见产气荚膜杆菌、伏氧链球菌、败血梭形芽孢杆菌、水肿梭形芽孢杆菌、产气梭形芽孢杆菌,以及溶解梭形芽孢杆菌等。

(二)临床表现

化脓性病原菌引起的口底蜂窝织炎,病变初期的肿胀多在一侧颌下间隙或舌下间隙。因此,局部特征与颌下间隙或舌下间隙蜂窝织炎相似。若炎症继续发展扩散至颌周整个口底间隙时,则双侧颌下、舌下及颏部均有弥漫性肿胀。

腐败坏死性病原菌引起的口底蜂窝织炎,软组织的副性水肿非常广泛,水肿的范围可上及面颊部,下至颈部锁骨水平;严重的甚至达胸上部。颌周有自发性剧痛,灼热感,皮肤表面略粗糙而红肿坚硬。肿胀区皮肤呈紫红色,触诊有压痛和明显的凹陷性水肿,无弹性。随着病变发展,深层肌等组织发生坏死、溶解,有液体出现流动感;皮下因有气体产生,可扪及捻发音,切开后有大量咖啡色、稀薄、恶臭、混有气泡的液体,并可见肌组织呈棕黑色,结缔组织为灰白色,但无明显出血。病情发展过程中,口底黏膜出现水肿,舌体被挤压抬高。由于舌体僵硬、运动受限,常使患者语言不清、吞咽困难,而不能正常进食。若肿胀向舌根发展,则出现呼吸困难,以致患者不能平卧;严重者烦躁不安,呼吸短促,口唇青紫、发绀,甚至出现三凹征,此时有发生窒息的危险;个别患者的感染可向纵隔扩散,表现出纵隔炎或纵隔脓肿的相应症状。

全身症状严重时,多伴有发热、寒战,体温可达 39～40 ℃。但当为腐败坏死性蜂窝织炎时,由于全身机体中毒症状严重,体温反倒不升,患者呼吸短浅,脉搏频弱,甚至血压下降,出现休克。

(三)诊断

根据双侧颌下、舌下及颏部均有弥漫性肿胀;颌周有自发性剧痛;皮肤表面红肿坚硬;肿胀区皮肤呈紫红色,触诊有压痛及明显的凹陷性水肿,无弹性;皮下因有气体产生,可扪及捻发音;患者吞咽困难,而不能正常进食;若肿胀向舌根发展,则出现呼吸困难,甚至出现三凹征,此时有发生窒息的危险;全身机体中毒症状严重时,体温反倒不升,患者呼吸短浅,脉搏频弱,甚至血压下降,出现休克可诊断。

(四)治疗

口底蜂窝织炎不论是化脓性病原菌引起的感染,还是腐败坏死性病原菌引起的感染,局部及全身症状均很严重。其主要危险是呼吸道的阻塞及全身中毒。在治疗上,除经静脉大量应用广谱抗菌药物,控制炎症的发展外,还应着重进行全身支持疗法,如输液、输血,必要时给予吸氧、维持水电解质平衡等治疗,并应及时行切开减压及引流术。

切开引流时,一般根据肿胀范围或脓肿形成的部位,从口外进行切开,选择皮肤发红、有波动感的部位进行切开较为容易。若局部肿胀呈弥漫性或有副性水肿,且脓肿在深层组织内很难确定脓肿形成的部位时,也可先进行穿刺,确定脓肿部位后,再行切开。若肿胀已波及整个颌周,或已有呼吸困难现象时,应做广泛性切开,其切口可在双侧颌下,颌下做与下颌骨相平行的"衣领"形或倒"T"形切口。术中除应将口底广泛切开外,还应充分分离口底肌,使口底各个间隙的脓液能得到充分引流。若为腐败坏死性病原菌引起的口底蜂窝织炎,肿胀一旦波及颈部及胸前区,皮下又触到捻发音时,应按皮纹行多处切开,达到敞开创口,改变厌氧环境和充分引流的目的;然后用3%的过氧化氢液或1∶5 000高锰酸钾溶液反复冲洗,每天4～6次,创口内置橡皮管引流。

第六节　口腔颌面部特异性感染

一、颌面骨结核

颌面骨结核多由血源播散引起,常见于儿童和青少年,因骨发育旺盛时期骨内血供丰富,感染机会较多。好发部位在上颌骨颧骨结合部和下颌支。

(一)感染来源

感染途径可因体内其他脏器结核病沿血性播散而引起;开放性肺结核可经口腔黏膜或牙龈创口感染;也可以是口腔黏膜及牙龈结核直接累及颌骨。

(二)临床特征

骨结核一般为无症状的渐进性发展,偶有自发痛和全身低热。病变部位的软组织呈弥漫性肿胀,其下可扪及质地坚硬的骨性隆起,有压痛,肿胀区表面皮肤或黏膜常无化脓性感染的充血、发红表现；但骨质缓慢被破坏，感染穿透密质骨侵及软组织时，可在黏膜下或皮下形成冷脓肿。脓肿自行穿破或切开引流后，有稀薄脓性分泌物溢出，脓液中混有灰白色块状或棉团状物质，引流口形成经久不愈的瘘管，间或随脓液有死骨小碎块排出。颌骨结核可继发化脓性感染而出现局部红、肿、热、痛等急性骨髓炎的症状，脓液也变成黄色黏稠。

（三）诊断

青少年患者常为无痛性眶下及颧部肿胀，局部可有冷脓肿或经久不愈的瘘管形成。脓液涂片可见抗酸杆菌。X 线片表现为边缘清晰而不整齐的局限性骨破坏，但死骨及骨膜增生均少见。当继发化脓性感染时，鉴别诊断有一定困难。此外，全身其他部位可有结核病灶及相应体征表现。

（四）治疗

无论全身其他部位是否合并有结核病灶，均应进行全身支持、营养疗法和抗结核治疗。药物可选用对氨基水杨酸、异烟肼、利福平及链霉素等，由于骨结核的抗结核药物治疗疗程一般需6～12个月，为减少耐药菌株出现，一般主张采用两种药物的联合用药方案。为了提高疗效，缩短药物疗程，对颌骨病变处于静止期而局部已有死骨形成者，应行死骨及病灶清除术。因患者多为青少年，为避免骨质缺损造成以后发育畸形，除有大块死骨分离外，一般选用较保守的刮扒术，以去除小死骨碎块及肉芽组织，同时继续配合全身抗结核治疗，可望治愈。

二、颌面部放线菌病

放线菌病是由放线菌引起的慢性感染性肉芽肿性疾病。发生在人体的主要是 Wollf-Israel 型放线菌，此菌为革兰氏阳性的非抗酸性、无芽孢的厌氧性丝状杆菌，是人口腔正常菌群中的腐物寄生菌，常在牙石、唾液、牙菌斑、牙龈沟及扁桃体等部位发现该菌。当人体抵抗力降低或被其他细菌分泌的酶被激活时就侵入组织。临床上免疫抑制剂的大量应用，导致机体免疫力降低，也是本病的诱发因素。故本病绝大多数是内源性感染。脓液中常含有浅黄放线菌丝，称为放线菌颗粒或称硫黄颗粒。

（一）感染途径

放线菌可从死髓牙的根尖孔、牙周袋或智牙的盲袋、慢性牙龈瘘管、拔牙创口或口腔黏膜创口以及扁桃体等进入深层组织而发病。

（二）临床表现

放线菌病以 20～45 岁的男性多见，发生于面颈部的放线菌病占全身放线菌病的60%以上。此外,极少数可经呼吸道或消化道引起肺、胸或腹部放线菌病。颌面部放线菌病主要发生于面部软组织,软组织与颌骨同时受累者仅占1/5。软组织的好发部位以腮腺咬肌区为多,其次是下颌下、颈、舌及颊部;颌骨的放线菌病则以下颌角及下颌支部为多见。临床上多在腮腺及下颌角部出现无痛性硬结,表面皮肤呈棕红色,病程缓慢,早期无自觉症状。炎症侵及深层咬肌时,出现张口障碍;咀嚼、吞咽时可诱发疼痛。面部软组织患区触诊似板状硬,有压痛,与周围正常组织无明显分界线。病变继续发展,中央区逐渐液化,皮肤表面变软,形成多数小脓肿,自溃或切开后有浅黄色黏稠脓液溢出。肉眼或取脓液染色检查,可查出硫黄样颗粒。破溃的创口可经久不愈,形成多数瘘孔,脓腔可相互连通而转入慢性期,以后若伴有化脓性感染时,还可出现急性蜂窝织炎的症状。这种急性炎症与一般颌周炎症不同,虽经切开排脓后炎症趋向好转,但放线菌的局部板状硬性肿胀,不会完全消退。

放线菌病不受正常组织分层限制,可直接向深层组织蔓延,当累及颌骨时,可出现局限性骨膜炎和骨髓炎,部分骨质被溶解、破坏或有骨质增生。X线片上可见有多发性骨质破坏的稀疏透光区。如果病变侵入颌骨中心,造成严重骨质破坏时,可在颌骨内形成囊肿样膨胀,称为中央性颌骨放线菌病。

(三)诊断

颌面部放线菌病的诊断,主要根据临床表现及细菌学的检查。如组织呈硬板状;多发性脓肿或瘘孔;从脓肿或从瘘孔排出的脓液中可获得硫黄颗粒;涂片可发现革兰氏阳性呈放射状的菌丝;急性期可伴白细胞计数增多,血沉降率加快。不能确诊时,可做活体组织检查。临床上应与结核病变相鉴别。中央型颌骨放线菌病X线片显示的多囊性病变,需排除颌骨成釉细胞瘤及黏液瘤等肿瘤性疾病的可能。

(四)治疗

颌面部软组织放线菌病以抗生素治疗为主,必要时配合外科手术。

1.药物治疗

(1)抗生素:放线菌对青霉素、头孢菌素类高度敏感。临床一般首选大剂量青霉素G治疗,每天200万~500万U,肌内注射,6~12周为1个疗程;也可用青霉素G加普鲁卡因行局部病灶封闭。若与磺胺联合应用,可提高疗效。此外,红霉素、林可霉素、四环素、氯霉素、克林霉素等也可选用。

(2)碘制剂:口服碘制剂对颌面部病程较长的放线菌病可获得一定效果。一般常用 5％～10％碘化钾口服,3 次/天。

(3)免疫疗法:有人推崇使用免疫疗法,认为有一定效果。用放线菌溶素做皮内注射,首次剂量0.5 mL,以后每 2～3 天注射 1 次,剂量逐渐增至 0.7～0.9 mL,以后每次增加 0.1 mL,全疗程为 14 次,或达到每次注射 2 mL 为止。

2.手术疗法

在应用抗生素的同时,如有以下情况可考虑配合手术治疗。

(1)切开引流及肉芽组织刮除术:放线菌病已形成脓肿或破溃后遗留瘘孔,常有坏死肉芽组织增生,可采用外科手术切开排脓或刮除肉芽组织,以加强抗菌药物治疗的效果。

(2)死骨刮除术:放线菌病侵及颌骨或已形成死骨时,应采用死骨刮除术,将增生的病变和已形成的死骨彻底刮除。

(3)病灶切除术:经以上治疗无效,且反复伴发化脓性感染的患者,也可考虑病灶切除,但因局部血供丰富,手术时应准备血源。术前每天给予青霉素G 1 000 万～2 000 万 U;术后每天 200 万～300 万 U,持续应用 12 周或更长时间,以防复发。

三、颌面部梅毒

梅毒是由梅毒螺旋体引起的一种慢性传染病。初起时即为全身性,但病程极慢,病变发展过程中可侵犯皮肤、黏膜以及人体任何组织器官而表现出各种症状,其症状可反复发作,但个别患者也可潜伏多年,甚至终身不留痕迹。

(一)感染途径

梅毒从感染途径可分为后天梅毒和先天(胎传)梅毒。后天梅毒绝大多数通过性行为感染,极少数患者可通过接吻,共用器皿、烟斗、玩具,喂奶时传播;也有因输带菌血而感染者。先天梅毒为母体内梅毒螺旋体借母血侵犯胎盘绒毛后,沿脐带静脉周围淋巴间隙或血流侵入胎儿体内,胎儿感染梅毒的时间是在妊娠4 个月,胎盘循环已建立后。

(二)临床表现

后天梅毒可分为一、二、三期及隐性梅毒。一、二期均属早期梅毒,多在感染后 4 年内出现症状,传染性强;三期梅毒又称晚期梅毒,是在感染 4 年后出现症状,一般无传染性。隐性梅毒指感染后除血清反应阳性外,无任何临床症状。也可按感染后 4 年为界分为早期和晚期。隐性梅毒可终身不出现症状,但也有早期无症状而晚期发病者。

先天性梅毒也可分为两期:在 4 岁以内发病者为早期;4 岁以后发病者为

晚期。

1.后天梅毒

后天梅毒在口腔颌面部的主要表现有三:依据病程分别分为口唇下疳、梅毒疹和树胶样肿(梅毒瘤)。梅毒树胶样肿除累及软组织外,还可累及颌面骨及骨膜组织。临床上以硬腭部最常见,其次为上颌切牙牙槽突、鼻中隔,间或可见于颧骨、下颌角部。

腭部树胶样肿常位于腭中线(有时原发于鼻中隔),呈结节型或弥散状。树胶样肿浸润灶很快软化,形成溃疡。初起溃疡底面为骨质,以后骨质坏死,死骨脱落后遗留腭骨穿孔,发生口腔与鼻腔交通;以后穿通口边缘逐渐变平,鼻黏膜与腭黏膜相连,形成瘢痕。腭部树胶样肿波及鼻中隔、鼻骨、上颌骨,可在颜面部表现为鼻梁塌陷的鞍状鼻。若鼻骨、鼻软骨、软组织全部破坏则呈现全鼻缺损的洞穿畸形。上颌骨牙槽突树胶样肿,初无自觉症状,上唇被肿块抬起,以后肿块溃破造成牙槽突坏死,死骨脱落后遗留骨质缺损;当瘢痕形成后则进一步牵引上唇底部,表现出明显的上唇内陷畸形。

树胶样肿若波及颧骨,可在眶外下部出现瘘孔,最终也形成内陷畸形。

2.先天梅毒

早期先天胎传梅毒多在出生后第 3 周到 3 个月,甚至 1 年半后出现症状。婴儿常为早产儿,表现营养障碍,貌似老人。鼻黏膜受累,致鼻腔变窄,呼吸不畅,有带血的脓性黏液分泌。口腔黏膜可发生与后天梅毒相似的黏膜斑。口周斑丘疹互相融合而表现弥漫性浸润、增厚;表面光滑脱皮、呈棕红色,皮肤失去弹性,在口角及唇缘辐射出深的皲裂,愈合以后形成辐射状浅瘢痕。

晚期先天梅毒多发生于儿童及青春期。除有早期先天梅毒的遗留特征外,一般与后天三期梅毒相似。晚期先天梅毒可发生结节型梅毒疹及树胶样肿,从而导致软、硬腭穿孔,鼻中隔穿孔及鞍状鼻。

此外,因梅毒性间质性角膜炎出现的角膜混浊,损害第Ⅷ对脑神经的神经性聋;以及哈钦森牙,被称为先天梅毒的哈钦森三征。

(三)诊断

诊断需谨慎,应根据详细而正确的病史、临床发现、实验室检查及 X 线检查综合分析判断,损害性质不能确定时可行组织病理检查。实验室检查包括梅毒下疳二期梅毒黏膜斑分泌物涂片直接检查梅毒螺旋体。血清学检查主要为性病研究实验室试验,以及未灭活血清反应素试验、快速血浆反应素环状卡片试验等,其结果对梅毒的诊断。治疗效果的判断以及发现隐性梅毒均有重要意义。

但各期梅毒的血清反应阳性率与病期、病型、治疗的情况,以及患者的反应性有关;也可因其他疾病而出现假阳性。为此近年来采用荧光梅毒螺旋体抗体吸附试验、免疫组化、聚合酶链式反应、反转录聚合酶链式反应等方法提高诊断的敏感性及特异性,且作为最后诊断的依据。

(四)治疗

颌面部梅毒损害无论胎传或后天受染,均为全身性疾病的局部表现,因此应行全身性治疗。驱梅治疗药首选青霉素 G 及砷铋剂联合疗法,必须在全身及局部的梅毒病变基本控制以后,才可能考虑病变遗留组织缺损和畸形的修复和矫正术。

第四章

口腔颌面部神经疾病

第一节 面肌痉挛

面肌痉挛病因不明确,表现为一侧面神经支配的部分或全部表情肌不自主抽动。

一、诊断

(1)面肌痉挛多见于中老年人,女性多于男性。

(2)抽搐多先从下睑开始,渐扩展至半侧面部表情肌,甚至颈阔肌,但额肌较少受累。

(3)为单侧、阵发性,不能自主,情绪紧张、激动可诱发并加重。睡眠时少有发作。

(4)抽搐发作时间由数秒至数十分钟不等。

(5)患者可伴耳鸣,严重者可同时出现面肌轻度瘫痪、面肌萎缩及舌前 2/3 味觉减低。

二、治疗要点

目前面肌痉挛缺少十分理想的治疗方法。

(一)药物治疗

药物治疗,如抗癫痫药物(卡马西平、苯妥英钠等)、镇静药物(地西泮等)。

(二)封闭疗法

维生素 B_1、维生素 B_{12} 或山莨菪碱等注射于茎乳孔处的面神经干。

(三)注射疗法

肉毒毒素 A 注射于抽搐面肌。

（四）射频温控热凝

射频温控热凝有制止抽搐或缓解作用，术后常出现面瘫，复发率较高。

（五）手术治疗

颅内显微血管减压术，适用于抽搐严重，保守治疗无效者。

第二节 面神经麻痹

一、概念

面神经麻痹是以颜面表情肌群的运动功能障碍为主要特征的一种常见病，也称为面瘫。

根据引起面神经麻痹的损害部位不同，分为中枢性面神经麻痹和周围性面神经麻痹两种。病损位于面神经核以上至大脑皮质中枢之间，即一侧皮质脑干束受损，称为中枢性或核上性面神经麻痹。贝尔麻痹（贝尔面瘫）是指临床上不能确定病因的不伴有其他体征或症状的单纯性周围面神经麻痹，一般认为是经过面神经管的面神经部分发生急性非化脓性炎症所致。

二、临床表现

贝尔面瘫起病急剧，且少自觉症状，不少患者主诉临睡时毫无异常，但晨起盥洗时，忽感觉不能喝水与含漱，或者自己并无感觉而被其他人首先察觉。这种不伴其他症状或体征的突发性单侧面瘫，常是贝尔面瘫的特殊表现。

面瘫的典型症状有患侧口角下垂，健侧向上歪斜，上下唇因口轮匝肌瘫痪而不能紧闭，故出现饮水漏水、不能鼓腮、不能吹气等功能障碍。上下眼睑不能闭合的原因是由于眼轮匝肌瘫痪后，失去了受动眼神经支配的上睑提肌保持平衡协调的随意动作，致睑裂扩大、闭合不全、露出结膜，用力紧闭时，则眼球转向外上方，此称为贝尔征。由于不能闭眼，故易患结膜炎。在下结膜囊内，常有泪液积滞或溢出，这种泪液运行障碍，一般是由泪囊肌瘫痪与结膜炎等原因所引起。前额皱纹消失和不能蹙眉是贝尔面瘫或周围性面瘫的重要临床表现，也是与中枢性面瘫鉴别的主要依据。

表情肌的瘫痪症状，在功能状态时会显得更为突出，因此，评价治疗效果恢复程度的标准,必须在功能状态下进行。

面瘫的症状还取决于损害的部位。如发生在茎乳孔外,一般都不发生味觉、泪液、唾液、听觉等方面的变化;但如同时出现感觉功能与副交感功能障碍时,则所出现的症状对损害的发生部位具有定位意义。因此,临床上在必要时,应进行下列各种检查。

(一)味觉检查

伸舌用纱布固定,擦干唾液后,以棉签蘸糖水或盐水涂于患侧舌前 2/3,嘱患者对有无味觉以手示意,但不要用语言回答,以免糖(盐)水沾至健侧而影响检查结果。因为舌背边缘区域的几个部位对不同的味觉具有相对的敏感性,所以,如用甜味检查可涂于舌尖,稍偏后对咸味敏感,依次向后为酸味与苦味。味觉的敏感性虽有个体差异,但左右两侧一般相同。

(二)听觉检查

听觉检查主要是检查镫骨肌的功能状态,以听音叉(256 Hz)、马表音等方法,分别对患侧与健侧进行由远至近的比较,以了解患侧听觉有无改变。听觉的改变是由于镫骨肌神经麻痹后,失去了与鼓膜张肌神经(由三叉神经支配)的协调平衡,于是镫骨对前庭窗的振幅减小,造成低音性过敏或听觉增强。

(三)泪液检查

亦称 Schirmer 试验,目的在于观察膝状神经节是否受损。用滤纸两条(每条为 0.5 cm×5 cm),一端在 2 mm 处弯折,将两纸条分别安置在两侧下睑结膜囊内做泪量测定。正常时,在 5 分钟末的滤纸沾泪长度(湿长度)约为 2 cm。由于个体差异,湿长度可以变动,但左右两眼基本相等。如膝状神经节以上岩浅大神经受损害,则患侧泪量显著减少。但是,在患侧泪溢运动障碍时,积累于结膜囊内的泪液会增加,为防止出现可能的湿长度增加的偏差,在放置滤纸条的同时,必须迅速将两眼所积滞的泪液吸干。

贝尔面瘫多数在 1~4 个月恢复。有的可彻底治愈,有的为不全恢复,个别的可完全不能恢复。恢复不全者,常可产生瘫痪肌的挛缩,面肌挛缩或联带运动,称为面神经麻痹的后遗症。瘫痪肌的挛缩表现为患侧鼻唇沟加深,睑裂缩小,口角反向患侧牵引,使健侧面肌出现假性瘫痪现象,此时切不可将健侧误认为患侧。

三、诊断

本病具有突然发作的病史与典型的周围性面瘫症状,诊断并不困难。根据味觉、听觉及泪液检查结果,可以明确面神经损害部位,从而作出相应的损害定位诊断。

四、治疗

贝尔面瘫的治疗可从急性期、恢复期、后遗症期3个阶段来考虑。

(一)急性期

起病1～2周可视为急性期。此阶段主要是控制炎症水肿,改善局部血液循环,减少神经受压,可给阿司匹林0.5～1.0 g,每天3次。如无禁忌,大多数患者主张进行1个疗程的激素治疗,可采用地塞米松5～10 mg静脉滴注,每天1次。或口服泼尼松30～60 mg/d。口服激素应在起病后立即给予,连续服用2～3天,较大剂量后即逐渐减量,一般连续使用激素不超过10天。此外,给予维生素B_1 100 mg肌内注射,每天1次,维生素B_{12} 100 μg肌内注射,每天2次。可做理疗,但不宜给予强的刺激疗法,可给短波透热或红外线照射。此时期也不宜应用强烈针刺、电针等治疗,以免导致继发性面肌痉挛,可给予局部热敷、肌按摩。第1周后,可以B族维生素行穴位注射,穴位可选颊车、四白、听会、耳门、下关等。应嘱患者注意保护眼睛,以防引起暴露性结膜炎,特别要防止角膜损害;入睡后应以眼罩掩盖患侧眼睛,不宜吹风,减少户外活动。

(二)恢复期

第2周末至2年为恢复期。此期的治疗主要是尽快使神经传导功能恢复和加强肌收缩。除可继续给予维生素B_1、维生素B_{12}肌内注射外,可给予口服维生素B_1、烟酸、地巴唑等;也可加用加兰他敏2.5 mg,肌内注射,每天1次;还可给予面部肌电刺激、电按摩等。针刺可取较多穴位,如加取地仓、翳风、太阳、风池、合谷、足三里等穴,强刺激、留针时间延长,并可加用电针。此时期患者应继续注意保护眼睛,并对着镜子练习各种瘫痪肌的随意运动。大多数患者在起病后1～3个月内可完全恢复。药物治疗在6个月后已很少有效,但1～2年仍有自行恢复的可能。2年后有10%～15%的患者仍留有程度不等的各种后遗症。同时有人主张对病损部位在面神经管内的患者,如在面瘫发生后1个月仍无恢复迹象时,可请鼻喉科医师考虑行面神经管减压术。

(三)后遗症期

2年后面瘫仍不能恢复者,可按永久性面神经麻痹处理。

第三节　灼口综合征

灼口综合征是指发生在口腔黏膜上以烧灼样疼痛为主,有时包括口干和味觉障碍的症候群,但客观检查不到临床病损,也无组织病理改变;因多发生在舌部,故也称为舌痛症,女性多见。

一、病因

病因尚未明了。关于本病的精神因素学说近年来备受关注。经过大量社会调查发现,本病患者常有一定的社会背景,即在身体内部或外部受到任何不良刺激,可以扰乱抗体原有的稳定平衡状态,加上个体处于有忧虑、抑郁等情绪障碍时,则抗体不能对此不良刺激作出正确或合适反应时,则可能患病。这种社会调查只能说明现象,但要揭示该病的发病机制,仍有待于进一步研究。因为临床上本病常见于更年期妇女,所以考虑与内分泌改变有关。口腔内存在的牙齿尖锐边缘和不合适的义齿基板边缘等的局部刺激,或口内两种不同金属修复体,所产生的微电流刺激,均可引起疼痛。

味觉障碍可能与曾有口腔烫伤使味蕾受损或唾液分泌不足或味孔闭锁,有味物质不能到达味蕾感受器有关。此外,锌、铁缺乏,维生素 A 不足和贫血等均可引起味细胞器质性改变。

二、临床表现

患者常诉说口腔黏膜有火辣样痛,少数患者还有针刺样痛或钝痛、烧灼感、麻木感、接触痛等。部位多发生在舌部,尤以舌尖多见,其次为舌背、舌缘、舌体,其他如腭部、口唇、颊部、咽喉等也可发生。此外,患者还可有口干、味觉障碍等。患者虽有上述症状,但并不影响说话和进食功能。临床检查也找不到与症状相一致的阳性体征。这些症状可随着患者注意力的转移而减轻或消失。

三、诊断

除了要仔细询问病史外,患者还要做口腔全面检查,以排除其他疾病所引起的疼痛。

四、治疗

进行心理辅导,耐心解释,以解除患者的忧虑心理是非常必要的。一般可用谷维素 10 mg,每天 3 次,以及维生素 B_6 10 mg,每天 3 次。对情绪抑郁、多虑患者可考虑用多塞平 25 mg,每天 3 次,或利眠灵 5 mg,每天 3 次。

疼痛范围局限者可用维生素 B_{12} 100 μg 加 1‰普鲁卡因 1 mL,做局部注射。

第四节　三叉神经痛

一、概念

三叉神经痛是指在三叉神经分布区域内出现阵发性电击样剧烈疼痛,历时数秒钟或数分钟,间歇期无症状。疼痛可由口腔或颜面的任何刺激引起。以中老年人多见,多数为单侧性。

二、临床表现

本病的主要表现是在三叉神经某分支区域内,骤然发生闪电式的极为剧烈的疼痛。疼痛可自发,也可由轻微的刺激"扳机点"引起。所谓"扳机点"是指在三叉神经分支区域内某个固定的局限的小块皮肤或黏膜特别敏感,对此点稍加触碰,立即引起疼痛发作。"扳机点"可能是一个,但也可能为两个以上,一般取决于罹患分支的数目。为避免刺激,患者常不敢洗脸、刷牙、剃须、微笑等,致面部表情呆滞、木僵,颜面及口腔卫生不良,常患湿疹、口炎,伴有牙石堆积、舌苔增厚和身体消瘦。

疼痛如电击、针刺、刀割或撕裂样剧痛,发作时患者为了减轻疼痛而作出各种特殊动作,有时还可出现痛区潮红、结膜充血,或流泪、出汗、流涎以及患侧鼻腔黏液增多等症状。发作多在白天,每次发作时间一般持续数秒、数十秒或 1~2 分钟后又骤然停止。两次发作之间的时间间隙称为间歇期,无任何疼痛症状。只有少数患者在间歇期时面部相应部位有轻微钝痛。疾病早期发作次数较少,持续时间较短,间歇期较长,但随着疾病的发展,发作越来越频繁,间歇期也缩短。

病程可呈周期性发作,每次发作期可持续数周或数月,然后有一段自动的暂时缓解期。缓解期可为数天或几年。三叉神经痛很少有自愈者。部分患者的发作期与气候有关,一般在春季及冬季容易发作。

有的患者由于疼痛发作时用力揉搓面部皮肤,可发生皮肤粗糙、增厚、色素沉着、脱发、脱眉,有时甚至引起局部擦伤并继发感染。

在有些患者中疼痛牵涉到牙时,常疑为牙痛而坚持要拔牙,故不少三叉神经痛患者都有拔牙史。

原发性三叉神经痛患者无论病程长短,只要神经系统检查无阳性体征发现,就仍保持罹患分支区域内的痛觉、触觉、温觉的感觉功能和运动支的咀嚼肌功能。只有在个别患者中有某个部位皮肤的敏感性增加。

继发性三叉神经痛可因引起部位的不同,伴有面部皮肤感觉减退、角膜反射减退、听力降低等阳性体征。

三、检查

目的是明确罹患的分支,即查明发生疼痛症状的分支。为了进一步明确是原发性还是继发性三叉神经痛,必须同时检查伴随的其他症状和体征,如感觉、运动和反射的改变。

定分支首先要寻找"扳机点"。各分支的常见"扳机点"部位如下。①眼支:眶上孔、上眼睑、眉、前额及颞部等部位。②上颌支:眶下孔、下眼睑、鼻翼、上唇、鼻孔下方或口角区、上颌结节或腭大孔等部位。③下颌支:颏孔、下唇、口角区、耳屏部、颊黏膜、颊脂垫尖、舌颌沟等处,并需要观察在开闭口及舌运动时有无疼痛发作。

对上述各分支的常见"扳机点"按顺序进行检查。由于各"扳机点"痛阈高低不同,检查时的刺激强度也应由轻至重做适当改变。①拂诊:以棉签或示指轻拂可疑的"扳机点"。②触诊:用示指触摸"扳机点"。③压诊:用较大的压力进行触诊。④揉诊:对可能的"扳机点"用手指进行连续回旋或重揉动作,每一回旋需稍作刹那停顿。这种检查方法往往能使高痛阈的"扳机点"出现阳性体征,多用作眶下孔和颏孔区的检查。

四、诊断

依据病史和疼痛的部位、性质、发作表现及神经系统极少有阳性体征,一般诊断原发性三叉神经痛并不困难,但重要的是如何排除继发性三叉神经痛。为了准确无误地判断疼痛的分支及疼痛涉及的范围,查找"扳机点"是具有重要意义的方法。在初步确定疼痛的分支后,用$1\%\sim2\%$的普鲁卡因溶液在神经孔处行阻滞麻醉,以阻断相应的神经干,这属于诊断性质的封闭。

第一支疼痛时,应封闭眶上孔及其周围。第二支疼痛时,可根据疼痛部位将麻药选择性地注入眶下孔、切牙孔、腭大孔、上颌结节部或圆孔。第三支疼痛时则应麻醉颏孔、下牙槽神经孔或卵圆孔。当"扳机点"位于颏神经或舌神经分布区域时,还应做此两种神经的封闭。麻醉时应先由末梢支开始,无效时再向近中枢端注射。例如第三支疼痛时,可先做颏孔麻醉;不能制止发作时,再做下牙槽神经麻醉;仍无效时,再最后做卵圆孔封闭。

在封闭上述各神经干后,如果疼痛停止,1 小时内不发作(可通过刺激"扳机点"试之),则可确定是相应分支的疼痛。最好是在 1～2 天后再重复进行一次诊断性封闭,则更能准确地确定患支。

继发性三叉神经痛的疼痛不典型,常呈持续性,一般发病年龄较小。检查时,在三叉神经分布区域内出现病理症状,如角膜反射的减低或丧失。角膜反射的变化是有意义的体征,常提示为症状性或器质性三叉神经痛。此外,也常伴有三叉神经分布区的痛觉、温觉与触觉障碍,还可出现咀嚼肌力减弱与萎缩。

怀疑为继发性三叉神经痛时,应进一步做详细的临床检查,按需要拍摄颅骨X 线片(特别是颅底和岩骨),并做腰椎穿刺及脑超声波检查等。有时甚至要做特殊造影、计算机体层显像、磁共振成像检查等才能明确诊断。

五、治疗

三叉神经痛如属继发性者,应针对病因治疗,如为肿瘤应做肿瘤切除。对原发性三叉神经痛可采取以下几种方法治疗。

(一)药物治疗

(1)卡马西平(或称痛痉宁)是目前治疗三叉神经痛的首选药物,此药作用于网状结构——丘脑系统,可抑制三叉神经脊束核——丘脑的病理性多神经元反射。

(2)苯妥英钠也是一种常用的药物,对多数患者有一定疗效。

(3)维生素 B_{12} 有一定疗效。

(二)封闭疗法

封闭疗法用 1%～2% 普鲁卡因溶液行疼痛神经支的阻滞麻醉,也可加入维生素 B_{12},做神经干或穴位封闭,每天 1 次,10 次为 1 个疗程。

(三)理疗

理疗可用维生素 B_1 或维生素 B_{12} 和普鲁卡因溶液以离子导入法或采用穴位导入法,将药物导入疼痛部位,可获一定疗效。

(四)组织疗法

1.肠线埋藏

取长约 1 cm 的缝合肠线,埋入罹患分支的神经孔附近或做穴位埋藏,如采用膈俞穴位埋藏。

2.组织浆注射

取冷藏的组织浆 2~3 mL,注射于腹部皮下组织或肌肉,每周 1 次。

(五)注射疗法

95%乙醇准确地注射于罹患部位的周围神经干或三叉神经半月节,目的在于产生局部神经纤维变性,从而阻断神经的传导,以达到止痛效果。在行眶下孔、眶上孔及颏孔等封闭时,一般剂量为0.5 mL,同时应注意要注入孔内,进孔深度以 2~3 mm 为好,不宜过深或过浅。行半月节注射时,可使三支同时变性,但会造成角膜反射消失,导致角膜炎等并发症。

(六)半月神经节射频控温热凝术

用射频电流经皮肤选择性控温热凝半月神经节治疗三叉神经痛,取得了良好的治疗效果。本方法的优点是止痛效果好,复发率较低(在 20%左右),且可重复应用;在解除疼痛的同时能保持大部分触觉。对已做过乙醇封闭或手术后复发的患者也有效。

本法也可能发生一定的并发症。如操作不当,部位不准确,会损伤附近的颅神经或血管而产生并发症,偶尔发生颞肌萎缩、角膜薄翳、视物模糊等。操作时应注意全面消毒,否则会导致颅内感染。

(七)手术疗法

目前手术治疗方法主要有以下几种。

1.病变性骨腔清除术

根据病史、症状和所累及的三叉神经分支,在"扳机点"部位相应区域及已往拔牙部位的口内行 X 线检查,如在 X 线片上显示有病变骨腔,表现为界限清楚的散在透光区或界限不清的骨质疏松脱钙区时,按口腔外科手术常规,从口内途径行颌骨内病变骨腔清除术。

2.三叉神经周围支切断撕脱术

三叉神经周围支切断撕脱术主要适用于下牙槽神经和眶下神经。

第五节　非典型面痛

非典型面痛是一种功能性、位置不清楚、偶然发生的面部疼痛症状。1924 年 Fraizer 等首先提出了非典型面痛的名称。

一、发病机制

本病的病因学是复杂的,有些学者认为它是一种功能性疾病;另一些学者认为是血管因素造成的。其功能性原因有忧郁状态、焦虑状态、强迫状态,但有的学者认为不管疼痛的起因如何,其原因是由颈外动脉一个分支或几个分支引起的。也可能是因血管膨胀使骨骼肌收缩而引起疼痛;有的学者认为是脑膜中动脉的颅外部分、颈内动脉或颈总动脉的分支扩张所引起的。

近年来,国内外的学者发现非典型性面痛综合征及三叉神经痛与病理性骨腔的存在有一定关系。他们的见解是:①在上颌或下颌可以找到一个或两个以上的骨腔。②大部分患者行骨腔刮治术后,疼痛有明显缓解。③在所有患者中骨腔发生部位与疼痛发作前拔牙的部位是一致的。④骨腔的内容物可为空腔至异常性骨组织不等。⑤骨腔壁可为松质骨至皮质骨不等。

二、临床特点

患者多为女性,占 70%～90%。其发病年龄有两个高峰,一个在 20 岁左右,另一个在停经期前后,似乎与内分泌改变有一定关系。疼痛不发生在脑神经分布区域,面部疼痛多为单侧,也可双侧发作,多发于上颌部;也可发生于鼻部、眼、颊、耳、头及肩颈部。

疼痛性质为严重的钝性痛,位置深在,也可能为钻刺样痛,偶有蚁走感、烧灼感或麻感。多数患者疼痛有间歇期。洗脸、刷牙、进食可以激发疼痛,但疼痛不如三叉神经痛严重,介于偏头痛与三叉神经痛之间。

三、诊断要点

应仔细询问病史,其参考标准是:①疼痛为持续性痛、烧灼痛、搏动性痛,令人痛苦和讨厌的疼痛。②疼痛持续数小时或数天。③疼痛发作缓慢,在发作后疼痛不一定能完全缓解。④疼痛范围较弥散,常涉及几条神经的分布区,偶尔可涉及包括颈部和肩部在内的半侧头部。⑤没有"扳机点"或整个患侧都是"扳机点"。⑥疼痛不是其他已知疾病,如偏头痛、牙痛、颞下颌关节紊乱所引起的。

四、治疗

本病治疗十分困难。应首先针对病因与精神病科专家共同制订治疗方案。①进行心理治疗,消除对癌症的恐惧,树立战胜疾病信心。②对焦虑患者选用镇静抗焦虑药。③可试用酒石酸麦角胺。④对怀疑有病理性骨腔存在的患者,刮除相应部位的骨腔后可能被治愈。

第六节　原发性舌咽神经痛

原发性舌咽神经痛是一种出现于舌咽神经分布区的阵发性剧烈疼痛,疼痛的性质与三叉神经痛相似,多位于咽壁、扁桃体窝、软腭及舌后 1/3,可放射到耳部。其发病率为(0.5～2)/10 万人。男女发病率无差异,多于 40 岁以上发病。舌咽神经的脱髓鞘变性、血管压迫、蛛网膜的粘连以及慢性炎症刺激与原发性舌咽神经痛的发病有关。

一、临床表现

(一)疼痛的部位

最常见疼痛始于咽壁、扁桃体窝、软腭及舌后 1/3,然后向耳部放射;也可疼痛始于外耳、耳道深部及腮腺区,或介于下颌角与乳突之间,很少放射到咽侧;偶尔疼痛仅局限在外耳道深部。双侧舌咽神经痛者极为罕见。

(二)诱发因素

吞咽、讲话、咳嗽、打呵欠、打喷嚏、压迫耳屏、转动头部或舌运动等可诱发疼痛发作。

(三)疼痛的性质

本病呈阵发性电击、刀割、针刺、烧灼、撕裂样的剧烈疼痛,难以忍受。

(四)疼痛的发作形式

疼痛多骤然发生,发作短暂,一般持续数秒至数分钟,每天发作从几次到几十次不等,尤其是在急躁、紧张时,发作频繁。随着病程的进展,疼痛发作越来越频,持续时间越来越长,常有历时不等的间歇期,间歇期间,患者可如同常人。

(五)扳机点

在外耳、舌根、咽后及扁桃体窝等处可有"扳机点",以致患者不敢吞咽、咀嚼、说话和做头颈部转动等。

(六)伴发症状

在疼痛发作时,有时伴大量唾液分泌或连续的咳嗽,另外,发作时可伴有面红、出汗、耳鸣、耳聋、流泪、血压升高、喉部痉挛、眩晕等,偶有心动过速、过缓,甚或短暂停搏,以及低血压性昏厥、癫痫发作等症状。因饮食受到影响,患者可有脱水、消瘦等表现。

(七)神经系统查体

神经系统查体常无阳性体征发现。

二、诊断

根据疼痛的部位、性质、发作形式、持续时间、诱发因素和"扳机点"等,基本可以作出初步诊断。为进一步明确诊断,可刺激扁桃体窝等处的"扳机点",看是否能诱发疼痛,或用 1% 丁卡因溶液喷雾咽后壁、扁桃体窝等处,是否能遏止发作,则可以证实诊断。呈持续性疼痛或有阳性神经体征的患者,应当考虑为继发性舌咽神经痛,应进一步做辅助检查明确病因。

三、鉴别诊断

(一)三叉神经痛

两者的疼痛性质与发作形式十分相似。两者的鉴别要点为:①三叉神经痛位于三叉神经分布区,疼痛较浅表,"扳机点"在睑、唇或鼻翼,说话、洗脸、刮须可诱发疼痛发作。②舌咽神经痛位于舌咽神经分布区,疼痛较深在,"扳机点"多在咽后、扁桃体窝、舌根,咀嚼、吞咽常诱发疼痛发作。

(二)继发性舌咽神经痛

继发性舌咽神经痛多呈持续性疼痛,伴有其他颅神经障碍或神经系统体征。颅底 X 线拍片、颅脑计算机体层显像及磁共振成像等检查可发现颅底、鼻咽部及脑桥小脑角肿物或炎症等病变,即可确诊。

(三)喉上神经痛

疼痛的位置在喉深部、舌根及喉上区,可放射到耳区和牙龈,说话和吞咽可以诱发,在舌骨大角间有压痛点。用 1% 丁卡因溶液涂抹梨状窝区及舌骨大角处,或用 2% 普鲁卡因封闭神经,均能完全制止疼痛,以此可以鉴别。

(四)蝶腭神经节痛

蝶腭神经节痛表现为鼻根、眶周、牙齿、颜面下部及颞部阵发性剧烈疼痛,其性质似刀割、烧灼及针刺样,并向颌、枕及耳部等放射。发作次数为每天数次至数十次,每次持续数分钟至数小时不等。疼痛发作时多伴有流泪、流涕、畏光、眩晕和鼻塞等,有时舌前 1/3 味觉减退,上肢运动无力。一般无诱因和"扳机点"。用 1% 丁卡因表面麻醉中鼻甲后上蝶腭神经节处,5~10 分钟后疼痛即可消失。

(五)膝状神经节痛

膝状神经节痛表现为耳和乳突区深部的持续性疼痛,常伴有同侧面瘫、耳鸣、耳聋和眩晕。发作后耳屏前、乳突区等处可出现疱疹。一般无诱因和"扳机点",但在叩击面神经时可诱发疼痛发作。

(六)颈肌部炎性疼痛

发病前有感冒发热史,表现为单个或多块颈肌发炎,伴颈部或咽部疼痛,同时肌肉运动受限,局部压痛。用丁卡因溶液喷雾咽部黏膜不能止痛,但解热止痛药对疼痛有效。

四、治疗

(一)药物治疗

原发性舌咽神经痛的药物治疗与原发性三叉神经痛的药物治疗一样,即凡是能用于治疗三叉神经痛的药物均可用于治疗舌咽神经痛,剂量与方法基本一样。

(二)射频热电凝术

即穿刺颈静脉孔射频热凝舌咽神经治疗舌咽神经痛。一般在 X 线监视下进行,术中行生命体征监护。穿刺过程中,一般出现血压下降和心率下降,表明迷走神经受累,应调整穿刺或暂停。穿刺的进针点在口角外侧 35 mm,下方 0.5 mm。在电视下纠正穿刺方向,使电极尖到达颈静脉孔神经部。先用 0.1~0.3 V 低电压刺激,若出现半侧咽、扁桃体和外耳道感觉异常,且无副神经反应和血压与心电图改变,表明穿刺部位正确。缓慢持续升温,若无迷走神经反应出现,升温至 65~70 ℃,电凝 60 秒即可造成孤立的舌咽毁损灶。若在升温过程中出现迷走神经反应,应立即停止电凝,并给阿托品 0.5~1 mL,数分钟内可恢复。若复发,可以重复电凝。

(三)手术治疗

1.延髓束切断术

现在已经很少采用延髓束切断术治疗舌咽神经痛了。

2.舌咽神经根切断术

舌咽神经根切断术即乙状窦后入路开颅。寻找到舌咽神经后,用钩刀或微型剪刀将神经切断;若疼痛部位涉及外耳深部,为迷走神经耳支影响所致,应同时切断迷走神经前方1～2根根丝;切断舌咽神经时少数可有血压上升,切断迷走神经时有时可发生心律失常、血压下降、心跳停止等不良反应,手术时应密切观察。

术后,患者可出现同侧舌后1/8味觉丧失,软腭、扁桃体区及舌根部麻木,咽部干燥不适,轻度软腭下垂及短暂性吞咽困难等。目前,只有在术中未发现有血管压迫时,才采用该手术方式。

3.微血管减压术

微血管减压术是目前治疗舌咽神经痛首选手术方式。操作与三叉神经微血管减压术类似,只是切口要比三叉神经微血管减压术小。在显微镜下仔细分离压迫舌咽神经的血管,并在神经与血管间填入适当大小的减压材料,例如涤纶片或特氟隆。有蛛网膜粘连、增厚时,也应同时予以松解、切除。

五、预后

舌咽神经痛一般不会自然好转。如不治疗,随着疼痛发作的加重,将严重影响患者的饮食、生活及工作,有些患者可因严重脱水、消瘦而危及生命。

第五章

涎 腺 病

第一节　流行性腮腺炎

流行性腮腺炎是由腮腺炎病毒引起的急性、全身性感染,多见于儿童及青少年。以腮腺肿大、疼痛为主要临床特征,有时其他唾液腺也可累及。脑膜脑炎、睾丸炎为常见并发症,偶也可无腮腺肿大。

一、病因

腮腺炎病毒属副黏病毒科,病毒呈球形,直径为 $100\sim200\ nm$,包膜上有神经氨酸酶、血凝素及具有细胞融合作用的 F 蛋白。该病毒仅有一个血清型,因与副流感病毒有共同抗原,故有轻度交叉反应。从患儿唾液、脑脊液、血、尿、脑中均可分离出病毒,在猴肾、人羊膜和 Hela 细胞中均可增殖。本病病毒通过直接接触、飞沫、唾液污染食具和玩具等途径传播,四季都可流行,以晚冬、早春多见。目前国内尚未开展预防接种,所以每年的发病率很高,以年长儿和青少年发病为多,两岁以内的婴幼儿少见,通常潜伏期为 $12\sim22$ 天。在腮腺肿大前 6 天至肿后 9 天从唾液腺中可分离出病毒,其传染期则约为腮腺肿大前 24 小时至消肿后 3 天。$20\%\sim40\%$ 的腮腺炎患者无腮腺肿大,这种亚临床型的存在,造成诊断、预防和隔离方面的困难。孕妇的抗体可以通过胎盘,使婴儿在出生后 $6\sim8$ 个月不患病;母亲在分娩前 1 周如患腮腺炎,其婴儿在出生时可有明显腮腺炎症状,或在新生儿期发病。感染本病后可获得终身免疫。

二、临床表现

临床上通常有流腮接触史,在接触后 2 周左右发病,潜伏期 $2\sim3$ 周,也有 1 周及 1 个月者,好发于儿童,以 $2\sim14$ 岁最常见。1 周岁内的婴儿从母体胎盘及乳汁中获得抗体,具有免疫力,极少发生。患儿在感染流腮病毒后约一半不出现临床症状,或轻微乏力、头胀等,而不发生唾液腺肿大,常被家长及患者忽视。另有一半患儿出现耳下腮腺区肿痛,皮肤不红,周围副性水肿明显,累及颊、颈部,体温上升,伴明显全身乏力、头痛、厌食等。腮腺肿胀 1～2 天达高峰,多为双腮腺肿胀,肿大的腺体稍硬,有弹性,以耳垂为中心,边缘不清,轻度压痛,腮腺皮肤不红,表面发热。腮腺导管口不红,挤压腮腺分泌液清亮。少数患者可伴下颌下腺肿大或仅下颌下腺受累,而无腮腺肿大。临床症状持续 1～2 周,然后自行消退,消退后血中可查到流腮病毒抗体,一般感染 1 次即可获终身免疫,最多可发生两次。

白细胞计数正常或稍低,后期淋巴细胞相对增多,有并发症时白细胞计数可增多。90% 的患者的血清淀粉酶有轻度和中度增高,有助诊断。淀粉酶增高程度往往与腮腺肿胀程度成正比。早期患者可在唾液、尿、血、脑脊液中分离到病毒。尿肾脏受累时可出现尿蛋白、红白细胞等,甚至类似肾炎尿的改变。

三、诊断

根据流行情况及接触史以及腮腺肿大的特征,诊断并不困难,患者的血清淀粉酶有轻度和中度增高,有助于诊断。

四、鉴别诊断

(一)化脓性腮腺炎

常为一侧性局部红肿,压痛明显,晚期有波动感,挤压时有脓液自腮腺管流出,血象中白细胞计数和中性粒细胞明显增多。

(二)颈部及耳前淋巴结炎

肿大不以耳垂为中心,局限于颈部或耳前区,为核状体,较坚硬边缘清楚,压痛明显,浅表者活动可发现与颈部或耳前区淋巴结相关的组织有炎症,如咽喉炎、耳部疮疖等白细胞计数及中性粒细胞增多。

(三)症状性腮腺肿大

在糖尿病营养不良、慢性肝病中,或应用某些药物如碘化物羟保泰松、异丙肾上腺素等可引起腮腺肿大,为对称性无肿痛感,触之较软,组织检查主要为脂肪变性。

(四)其他病毒所引起的腮腺炎

已知 13 型副流感病毒、甲型流感病毒、A 型柯萨奇病毒、单纯疱疹病毒、淋巴脉络膜丛脑膜炎病毒、巨细胞病毒均可引起腮腺肿大和中枢神经系统症状,需做病原学诊断。

(五)其他原因所致的腮腺肿大

过敏性腮腺炎、腮腺导管阻塞,均有反复发作史,且肿大突然消肿迅速。单纯性腮腺肿大多见于青春期男性,是因功能性分泌增多导致代偿性腮腺肿大,无其他症状。

(六)其他病毒所致的脑膜脑炎

腮腺炎脑膜脑炎可发生在腮腺肿大之前(有的始终无腮腺肿大),难与其他病毒所致者相鉴别,可借助于上述血清学检查、病毒分离以及流行病学调查来确诊。

五、并发症

(一)脑膜脑炎

为儿童期最常见的并发症,男性较女性高 3～5 倍。其发病机制介绍如下:①神经元为原发感染,表现腮腺炎与脑膜脑炎同时发生。②感染后脑膜脑炎伴有脱髓鞘病变,此型脑膜脑炎常在腮腺肿大后 10 天左右发生。腮腺炎脑膜脑炎与其他原因引起的脑膜脑炎不易鉴别,以淡漠、颈项强直、呕吐等为常见症状;脑脊液蛋白正常或稍增高,细胞数大多＜500×10^6/L,也有＞$1\,000 \times 10^6$/L者,以淋巴细胞为主。在疾病早期脑脊液中可分离出病毒。腮腺炎脑膜脑炎一般预后良好;脑膜脑炎则可能留有永久后遗症甚至死亡。有报道腮腺炎感染后引起大脑导水管阻塞和脑积水。

(二)睾丸炎

睾丸炎是男孩最常见的并发症,最小年龄 3 岁,青春发育期后的男性发病率高达 14％～35％。早期症状为发热、寒战、头痛、恶心、下腹疼痛,患侧睾丸有明显疼痛、肿胀、触痛,邻近皮肤水肿、发红,30％～40％的受累睾丸发生萎缩,13％的患者生育力受损,但不育者少见。常伴有附睾炎,后者也可单独出现。

(三)卵巢炎

7％的青春期的女性患者可并发卵巢炎,有发热、呕吐、下腹疼痛及压痛,但不影响日后生育功能。

(四)胰腺炎

轻度或亚临床型胰腺炎较常见,如不伴有腮腺肿大可误诊为胃肠炎,表现为上腹疼痛及压痛,伴发热、寒战、呕吐和虚脱。血清淀粉酶活力增高有助于诊断,但此酶活力在无胰腺炎并发的腮腺炎患者也可增高,故应同时测定血清脂肪酶以资鉴别。偶见腮腺炎后几周内出现糖尿病。

(五)其他

心肌炎表现为心前区疼痛、心动过缓及疲乏,心电图显示 ST 段下降。肾炎常在腮腺炎后10～14天出现症状。此外尚可发生乳腺炎、甲状腺炎、关节炎、血小板减少性紫癜、听力丧失、泪腺炎、视神经乳头炎、角膜炎等,一般在 20 天内恢复。少数患儿听力丧失为不可逆性。

六、治疗

(一)一般治疗

隔离患者,使之卧床休息直至腮腺肿胀完全消退。注意口腔清洁,饮食以流质或软食为宜,避免酸性食物,保证液体摄入量。

(二)对症治疗

散风解表,清热解毒。必要时内服索米痛片、阿司匹林等解热镇痛药。重症并发脑膜脑炎、严重睾丸炎、心肌炎时,可短期使用肾上腺皮质激素。

(1)睾丸炎治疗:成人患者在本病早期应用己烯雌酚,每次 1 mg,每天 3 次,有减轻肿痛的作用。

(2)脑膜脑炎治疗:可按乙型脑炎疗法处理。高热、头痛、呕吐时给予适量利尿剂脱水。

(3)胰腺炎治疗:禁饮食、输液、反复注射阿托品或山莨菪碱,早期应用皮质激素。

七、预防

(一)被动免疫

可给予腮腺炎患者免疫 γ 球蛋白,效果较好。

(二)主动免疫

儿童可在出生后 14 个月时常规给予减毒腮腺炎活疫苗或麻疹、风疹、腮腺炎三联疫苗,99％的可产生抗体,少数在接种后 7～10 天发生腮腺炎。除皮下接种外还可采用气雾喷鼻法。有报道在使用三联疫苗后,出现接种后脑膜炎,故此疫苗的推广仍需慎重。

(三)隔离

患儿隔离至腮腺肿胀完全消退,有接触史的易感儿应检疫 3 周。

第二节　急性化脓性腮腺炎

一、病因

急性化脓性腮腺炎的病原菌是葡萄球菌,主要是金黄色葡萄球菌,其次为链球菌,患者机体抵抗力及口腔生物学免疫力降低,且因高热、脱水、进食及咀嚼运动减少,唾液分泌也相应减少,机械性冲洗作用降低,口腔内致病菌经导管口逆行侵入腮腺。严重的代谢紊乱,如腹部大手术后,由于禁食、反射性唾液腺功能降低或停止,唾液分泌明显减少,易发生逆行性感染。腮腺区损伤及邻近组织急性炎症扩散,也可引起急性腮腺炎。腮腺淋巴结的急性化脓性炎症,破溃扩散后波及腺实质,引起继发性急性腮腺炎,但其病情较上述原发性急性腮腺炎轻。

二、临床表现

急性化脓性腮腺炎的临床表现多为单侧受累,双侧同时发生者少见。早期症状轻微,尤其是并发于全身疾病或胃肠道大手术后,常被全身的严重疾病掩盖而被忽视。腮腺还有轻微疼痛、肿大、压痛,导管口轻微红肿,若处理及时,可使炎症消散。若未能及时控制,炎症进一步发展,腺体由浆液性炎症向化脓性炎症阶段发展,腺组织出现坏死、化脓。此期疼痛加剧,肿胀更加明显,导管口可有脓性分泌。由于大量坏死组织及导管上皮水肿,导管腔往往被阻塞,腺内的炎性分泌及化脓性坏死常贮留在腺体内。腮腺解剖特点是纤维结缔组织将腺体分离成许多小叶,从而形成多个散在的小脓肿,分散在各个小叶内。腮腺浅面的腮腺嚼肌筋膜非常致密,脓肿未穿破前呈硬的浸润块,不易扪及波动。脓液在腺体内聚积增多时,压力增大,疼痛也加剧,呈持续性疼痛或跳痛。穿破腮腺包膜后,脓液进入邻近组织或间隙,引起其他间隙的蜂窝织炎或脓肿,也可能经外耳道的软骨与骨交界处进入外耳道。经翼上颌裂进入翼腭窝,腮腺深面的包膜薄弱,脓肿穿破后可进入咽旁或咽后间隙,或沿着颈部间隙向下扩散到纵隔,向上可扩散到头颅内,虽然通过这些途径扩散的机会小,但一旦发生,则病情严重而危险。

患者全身中毒症状明显,体温可高达 40 ℃以上,脉搏、呼吸加快,白细胞计数增多,中性粒细胞比例明显上升,核左移,可出现中毒颗粒。

三、诊断

可有腮腺区肿痛史或全身性严重疾病、胸腹部大手术等病史;发病急,全身中毒症状重,血白细胞总数及中性粒细胞比例增高;以耳垂为中心腮腺区红、肿、痛;腮腺导管口红肿,有脓性分泌物自导管口溢出,依靠病史及临床检查,诊断并不困难。急性化脓性腮腺炎不宜行腮腺造影。本病主要是脱水及逆行感染所致,故对接受腹部大手术及患严重全身性疾病的患者,应加强护理,保持体液平衡,加强营养及抗感染,同时应加强口腔卫生,食后漱口、刷牙,并可用过氧化氢或氯己定溶液清洗口腔。

四、鉴别诊断

(一)流行性腮腺炎

多发生于儿童,有流行病接触史,多为双侧腮腺受累,腮腺腺体肿大,但疼痛较轻,导管口无红肿,唾液分泌清亮无脓液,外周血白细胞计数不增多,但淋巴细胞比例增大。腮腺不形成脓肿,常经 7～10 天而痊愈。

(二)嚼肌间隙感染

主要为牙源性感染,表现为以下颌角为中心的肿胀、压痛,张口受限明显,但腮腺导管口无红肿,唾液分泌清亮,脓肿形成可扪及深液动感。

(三)腮腺区淋巴结炎

又称假性腮腺炎,表现为区域性腮腺肿痛,病变与腮腺解剖形态不一致,腮腺导管口无红肿,唾液分泌清亮。

五、治疗

(一)针对发病原因

纠正机体脱水及电解质紊乱,维持体液平衡。必要时输复方氨基酸等溶液以提高机体免疫力。

(二)选用有效抗生素

急性化脓性腮腺炎的致病菌主要为金黄色葡萄球菌,因而可及早应用大剂量青霉素或头孢菌素等抗革兰氏阳性球菌抗生素。同时并从腮腺导管口取脓性分泌物作细菌培养及药物敏感试验,选用最敏感的抗生素。

(三)其他保守治疗

炎症早期可用热敷、理疗、外敷如意金黄散,均有助于炎症的消退。饮用酸性饮料或口含维生素 C 片,或口服 1% 的毛果芸香碱 2～4 滴(2～3 mg),2～3 次/天,可增加唾液分泌。温热的硼酸、苏打溶液等消毒漱口剂也有助于炎症的控制。

(四)切开引流

急性化脓性腮腺炎已发展至化脓时,必须切开引流。腮腺的包膜致密,脓肿形成后不易扪及波动感,因此不能以扪及波动感作为切开引流的指征。当出现下列征象可进行切开引流:①局部有明显的凹陷性水肿。②局部跳痛并有局限性压痛点,穿刺抽出脓液。③腮腺导管口有脓液排出,全身感染中毒症状明显。

切开引流方法:局部浸润麻醉,在耳前及下颌支后缘处从耳屏往下至下颌角做切口,切开皮肤、皮下组织及腮腺嚼肌筋膜。脓液积聚在筋膜下者即可得到引流。如无脓液溢出,可用血管钳插入腮腺实质的脓腔中引流脓液。因常为多发性脓肿,应注意向不同方向分离,分开各个腺小叶的脓腔。冲洗后放置橡皮引流条,以后每天用生理盐水冲洗,交换引流条。如脓液已穿破腮腺嚼肌筋膜达皮下时,可在波动明显处切开。如脓肿扩散至其他间隙,应补做附加切口引流。

第三节　急性颌下腺炎

颌下腺炎主要由导管狭窄或堵塞所致,主要引起堵塞的原因为颌下腺导管结石,所以颌下腺炎常与涎石并发。

一、病因

颌下腺炎常因导管结石堵塞引起,也可由其他异物如骨片、麦芒等进入导管所致。由导管进入的细菌性感染在临床也可见到。

二、临床表现

颌下腺炎多见慢性,也可急性发作。急性颌下腺炎为一般急性炎症的症状,患者口底肿胀疼痛,颌下三角处红肿。颌下腺导管口红肿,压迫颌下腺有脓液或炎性液体流出。全身症状为发热,呼吸及脉搏加快,白细胞计数及中性粒细胞增多。患者可反复急性发作,同时可转向慢性。触诊患者颌下腺导管处有时可扪及硬的结石,X线片有时可发现阳性结石。

三、诊断

根据颌下区肿胀、疼痛,颌下腺肿大,压痛,患侧舌下区红肿,导管口红肿,有脓性分泌物溢出,发热、全身不适,血白细胞计数增多诊断。

四、鉴别诊断

(一)慢性颌下腺炎

表现为颌下区肿块,有反复肿大的病史。包块直径一般不超过 2 cm。颌下腺导管口正常,无进食后肿大及涎绞痛症状。X 线造影摄片检查为正常颌下腺。

(二)颌下腺肿瘤

常表现为持续性增大,一般无炎症表现,抗炎治疗无效,恶性肿瘤常累及舌神经、舌下神经、面神经下颌缘支引起相应的功能障碍颌下腺造影可见占位性病变。

(三)急性牙源性颌下蜂窝织炎

与急性颌下腺炎一样表现为急性炎症,但无慢性颌下腺炎的病史及临床表现。口腔有明显的牙源性病灶。

五、治疗

为抗炎治疗。加强口腔卫生,多饮酸性饮料,脓肿局限做切开引流。如为结石所致,待炎症控制后,去除涎石。如深部涎石不能取出,或临床上反复发作者,腺体增大已呈纤维组织化,可行口外颌下腺摘除术。

第四节　涎　石　病

涎石病是指在唾液腺体内和导管内形成的结石,以颌下腺最常见,腮腺和舌下腺较少。涎石病在腺体和导管内都可发生,以导管内多见。涎石病的发生与涎液滞留、异物进入及细菌有密切的关系。

一、病因

涎石好发于颌下腺的原因,一般认为与腺体本身结构有关。颌下腺主要分泌黏液且导管又长,涎液易于浓缩。又因导管较粗,位于口底,异物较易进入。涎石病多发生在壮年,男性多于女性。涎石多为单个,也有多个的;有的较坚硬,有的较松软;其大小差异也较大,可由数毫米至 2 cm 不等,大者可重数克。涎石主要由磷酸钙等无机盐类组成,有机物成分占少数。

二、临床表现

可见于任何年龄,以 20～40 岁的中青年为多见。病期短者数天,长者数年甚至数十年。有小结石的患者在长期内可以没有任何症状。导管内的结石,若一旦发生阻塞时,可出现进食时腺体肿大,患者自觉胀感及疼痛,停止进食不久后腺体自行复原,疼痛也随之消失。但有些阻塞严重的患者,腺体肿胀可持数小时、数天,甚至不能完全消退;导管口黏膜红肿,挤压腺体可见少量脓性分泌物自导管口溢出;双手触诊导管内的结石常可触及硬块,并有压痛;当结石周围形成感染,甚至在化脓性过程时,可以突然发作而具有急性或亚急性炎症状,此时肿痛加剧,且进食时特别明显,口底红肿及压痛也显著;有时可有混浊或脓性分泌物自导管口流出,炎症扩散到邻近组织,可引起下颌下间隙感染;甚至出现全身症状。慢性下颌下腺炎患者的临床症状较轻,主要表现为进食时反复肿胀,检查腺体呈硬结性肿块。

三、诊断

根据进食时下腺肿胀及伴发疼痛的特点,导管口溢脓以及双手触诊可扪及导管内结石等,临床可诊断为下颌下腺涎石并发下颌下腺炎。轻者应做 X 线检查。颌下腺涎石应选摄下颌横断拾片及下颌下腺侧位片,前者应用于下颌下腺导管较前部的涎石,后者应用于下颌下腺导管后部及腺体内的涎石。钙化程度低的涎石,即所谓的阴性涎石,在 X 线平片上难以显示。在急性炎症消退后,可做唾液腺造影检查,涎石所在处表现为圆形、卵圆形或梭形充盈缺损。对于已确诊为涎石病者,不作唾液腺造影,以免将涎石推向导管后部或腺体内。

四、鉴别诊断

涎石病有时可发生误诊,应与导管狭窄相鉴别,碘油造影有助于鉴别小结石、腺内或导管内结石。此外,涎石病引起的局部硬结应与恶性肿瘤、转移性肿瘤或淋巴结疾病相鉴别,只需仔细询问病史和扪诊不难作出区别,因后者无涎液滞留和涎腺炎症状的表现。

五、治疗

如并发急性炎症时,应先消炎治疗,之后再做涎石的摘除,在进行涎石摘除前,服用酸性饮料,可促进涎石外排,从而利于摘除。若颌下腺体罹患结石的同时伴有反复感染,则应考虑做颌下腺摘除。

第六章

颞下颌关节病

第一节　颞下颌关节发育异常

一、髁状突发育不良

髁状突发育不良又称髁状突发育过小。任何可以降低髁状突软骨生长发育功能的因素均可不同程度地影响髁状突乃至下颌骨的发育。损害因素发生于髁状突生长发育活动明显的儿童时期，对髁状突和下颌骨发育影响明显。一般单侧髁状突发育障碍多由局部因素引起，而双侧髁状突发育障碍则主要由全身因素引起。一侧髁状突发育障碍时，该侧髁状突及下颌升支、体部均变短，下颌骨角前切迹明显，面部丰满。对侧下颌骨体伸延，面部呈扁平外观，下颌骨向患侧偏斜，牙齿咬合不良。在双侧髁状突发育障碍时，则可致双侧性下颌发育不良，颏部后缩，呈小颌畸形。

X线检查可见患侧髁状突和升支短小，喙突较长，下颌切迹变浅。下颌骨体较短，而对侧下颌骨体伸长，常可见患侧下颌骨有明显的角前切迹。严重者髁状突扁平而短小，髁状突颈部明显变短，甚至完全无髁状突颈部，而使髁状突顶部与升支直接相连接。大多数患者是以下颌发育不对称、面部畸形而就医，其中部分患者可出现颞下颌关节紊乱症状。根据其面部发育及X线征象，一般不难确定诊断。

二、髁状突发育过度

髁状突发育过度又称髁状突良性肥大。单侧髁状突发育过度是由一侧髁状突发育中心变得比另一侧活跃而致，其原因尚未完全清楚，可能与局部或邻近部位的感染刺激和创伤等有关，双侧髁状突发育过度则多与全身性因素有关，如遗传因素、内分泌障碍,其生长具有明显的自限性。其临床特征为髁状突缓慢长大,伴有患侧下颌骨的进行性增大,面部发育不对称,以及由此而致的𬌗紊乱和颌中线向健侧偏移。其中部分患者可出现颞下颌关节紊乱症状,如关节弹响及疼痛等。X线检查可见患侧髁状突发育过大,但基本上保留了与正常髁状突相似的形态。有的患者髁状突形态可以发生改建,使髁颈下部的正常曲度消失,髁状突骨纹理一般是正常的。手术治疗,局部切除过大的髁状突。术后行颌间牵引调整咬合关系。

第二节　颞下颌关节脱位

下颌髁突滑出关节窝以外,超越了关节运动正常限度,脱出关节凹以至于不能自行复回原位,称为颞下颌关节脱位。按部位可以分为单侧脱位和双侧脱位;按性质可以分急性脱位、复发性脱位和陈旧性脱位;按髁突脱出的方向、位置,可以分前方脱位、后方脱位、上方脱位以及侧方脱位。后三者主要见于外力创伤时。临床上以急性和复发性前脱位较常见,陈旧性脱位也时可见到,至于后方脱位、上方脱位和侧方脱位等比较少见,常常伴有下颌骨骨折或颅脑损伤症状。

一、急性前脱位

(一)病因

当张口大时,例如打哈欠、唱歌、咬大块食物等,下颌髁突过度地超越关节结节,脱位于关节结节的前上方而不能自行复回原位,这是在没有外力创伤时发生的急性前脱位。在张口状态下,颏部受到外力作用,或使用开口器,全身麻醉经口腔插管使用直接喉镜时,也可发生急性前脱位。这是在外力创伤时发生的急性前脱位。

(二)临床表现

急性前脱位可为单侧,也可为双侧。双侧脱位的临床表现:①下颌运动异常,患者不能闭口,涎液外流,语言不清,咀嚼和吞咽均有困难。前牙呈开𬌗、反𬌗,仅在磨牙区有部分牙接触。②下颌前伸,两颊扁平,脸形相应变长。③耳屏前方触诊原髁突处有凹陷,在颧弓下可触及脱位的下颌髁突。④X线片可证实髁突脱位于关节结节前上方。

单侧急性前脱位临床表现与双侧急性前脱位相似,只是表现在单侧,患者开闭口困难,颏部中线及下前切牙中线偏向健侧,健侧后牙呈反𬌗。

(三)诊断

有大开口史或外力创伤史。患者开闭口困难,下颌处于前伸位。髁突脱出关节窝,耳屏前凹陷,在颧弓下可触及髁突。X线证实髁突脱位于关节结节前上方。外力创伤所致的脱位,常伴有下颌骨骨折或颅脑损伤,应鉴别。

(四)治疗

脱位后应及时复位,术前让患者放松,必要时可给予镇静剂,如果脱位时间较长,手法复位困难,可局部浸润麻醉,并适当给予肌肉松弛药。

1.口内法复位

让患者端坐位,头紧靠椅背上,下颌𬌗平面应低于术者的肘关节。术者站在患者前方,两手拇指缠上纱布放入患者口内的下磨牙的𬌗面上,其余手指握住下颌骨下缘,将患者下颌后部下压并抬高颏部,使髁突到达关节结节下方,然后向后推,使髁突回到关节窝内,此时可听到弹响,双手拇指应立即滑向颊侧前庭沟,防止咬伤。

2.口外复位法

体位同口内法。术者拇指放置到脱位髁状突的前缘,然后用力将髁状突向后下方挤压,同时示指和中指托住下颌角、无名指和小指托住下颌骨下缘,使下颌角和下颌体推向前上方。复位后限制下颌运动,用颅颌弹性绷带固定下颌2～3周,开口度不宜超过1 cm。

二、复发性脱位

(一)病因

颞下颌关节前脱位反复频繁发作,常常发生在急性前脱位未予以适当治疗后或一些瘫痪患者。慢性长期消耗性疾病、肌张力失常、韧带松弛者也可发生复发性脱位。

(二)临床表现

可为单侧,也可以为双侧。在大哭、打哈欠、进食等张大口时,患者突然感到下颌骨不能活动,前牙不能闭合,其临床表现与急性前脱位相同。有时几个月发作1次,有时1个月发作几次。顽固性、复发性脱位患者,仅轻微的下颌运动即可发作,有时 1 天数次。由于患者惧怕关节脱位,不敢说话,常用手托住颏部。关节造影可见关节囊扩大,关节盘附着松弛。X 线片可以证实髁突脱位于关节结节前上方。

(三)诊断

临床表现同颞下颌关节急性前脱位。反复频繁地发作,有时几周发作 1 次,有时 1 个月发作几次,甚至 1 天数次,严重者不敢说话,否则就脱位。X 线片可以证实髁突脱位于关节结节前上方。

(四)治疗

立即手法复位,限制下颌运动。必要时可做颌间医用钢丝结扎固定下颌运动 3 周。在严格选择适应证后也可手术治疗。先保守治疗,保守治疗失败后,一般可注射硬化剂,如果无效,可选手术治疗,如关节结节增高术、关节囊紧缩及关节结节凿平术等。虽然进行了手术治疗,但仍不能完全避免复发的可能性。

第三节　颞下颌关节强直

颞下颌关节强直是指由器质性病变导致的长期开口困难或完全不能开口。临床上可分为关节内强直和关节外强直。关节内强直又称为真性强直,关节外强直称为假性强直。

一、关节内强直

(一)病因与病理

关节内强直最常见的病因是关节损伤,多数在儿童期下颌遭受损伤,尤其是在颏部外伤时由对冲性损伤关节造成,使用产钳损伤了关节也可引起关节强直。另一常见的病因是感染,感染多数由邻近器官的化脓性炎症扩散而来,最常见的是化脓性中耳炎,也可见于因患猩红热、麻疹等引起的脓毒血症、败血症等所致的血源性化脓性关节炎。类风湿关节炎所致的关节强直比较少见,偶见有骨关节炎造成的关节强直。

关节内强直的病理变化有两种情况:纤维性强直和骨性强直。纤维性强直时,关节窝、关节结节和髁状突面的纤维软骨以及关节盘逐渐破坏,被有血管的纤维组织代替,最后完全被纤维结缔组织愈合。同时可见到关节骨面也有不同程度的吸收和破坏,纤维组织长入骨髓腔,有时关节周围还有大量结缔组织增生。骨性强直是纤维性强直进一步骨化所致,关节窝、关节结节和髁状突之间发生骨性附着,髁状突变得粗大,关节附近也有骨质增生,以致关节窝、关节结节、髁状突的原有外形完全消失,融合成一致密骨痂。骨痂的范围可以各异,有的可波及下颌切迹,有的整个下颌升支与颧骨完全融合,甚至可波及颅底,给手术带来极大困难。

(二)临床表现

1.进行性开口困难或完全不能开口

病史通常较长,一般在几年以上。开口困难的程度因强直的性质而有所不同,如属纤维性强直一般可轻度开口,而完全骨性强直则完全不能开口。有时在骨性强直患者用力开口时,尤其是儿童,下颌骨仍可有数毫米的动度,但这并非关节的活动,而是下颌体的弹性以及颅颌连接处不全骨化的结果。开口困难造成进食困难,通常只能由磨牙后间隙处缓慢吸入流质或半流质饮食,或在牙间隙处用手指塞入小块软食。

2.儿童患者多有面下部发育障碍和畸形

表现为面容两侧不对称,颏部偏向患侧。患侧下颌体、下颌升支短小,相应面部反而丰满。健侧下颌由于生长发育相对正常,相应面部反而扁平、狭长,因此常常容易将健侧误诊为强直侧。双侧强直者,由于整个下颌发育障碍,下颌内缩、后移,而正常上颌却显前突,形成特殊的小颌畸形面容。发病年龄越小,面下部发育畸形就越严重,有的还可伴发睡眠呼吸暂停综合征,以及由此所引起的心肺功能异常和全身发育不良。除了下颌发育障碍外,下颌角前切迹明显凹陷,下颌角显著向下突出。

3.𬌗关系错乱

下颌磨牙常倾向舌侧,下颌牙的颊尖咬于上颌牙的舌尖,甚至无接触。上颌切牙向唇侧倾斜呈扇形排列。如果关节强直发病于成年人或青春发育期以后,因下颌骨已发育正常或基本正常,则面部和𬌗关系无明显畸形。

4.髁状突活动减弱或消失

患侧没有动度或动度极小(纤维强直),而健侧则活动明显。

5.X线表现

在许勒氏位片上,可见 3 种类型。第一种类型是正常解剖形态消失,关节间隙模糊,关节窝及髁状突骨密质有不规则破坏,临床上可有轻度开口运动,此种类型多属纤维性强直;第二种类型关节间隙消失,髁状突和关节窝融合成很大的致密团块,呈骨球状;第三种类型致密的骨性团块可波及下颌切迹,使正常喙突、颧弓、下颌切迹影像消失,在下颌升支侧位 X 线片上,下颌升支和颧弓甚至可完全融合呈"T"形。第二种类型和第三种类型在临床上完全不能张口。

(三)诊断

根据病史、临床表现及 X 线检查不难诊断。

(四)鉴别诊断

关节内强直和关节外强直的手术方式不同,故必须鉴别清楚。

(五)治疗

关节内强直都必须采用外科手术。术前须有正确的诊断,要确定是关节内强直、关节外强直还是混合型强直;确定强直的性质是纤维性还是骨性;病变是单侧还是双侧以及病变的部位和范围。术时切勿将健侧与患侧搞错。纤维性强直可选用髁状突切除术,骨性强直宜采用假关节成形术。

1.手术原则

(1)截开的部位即假关节形成的位置,应尽可能在下颌升支的高位,越接近原来关节活动的部位,术后关节功能恢复的越好。

(2)截骨断面的处理:应将截开的能活动的断面修整,使之形成一个体积较小的圆形骨突,有利于下颌运动,减少再次骨性附着的机会。

(3)保持截开的间隙在1 cm左右,并在此间隙插入各种组织或代用品。

(4)双侧关节内强直最好一次手术,以便术后能及时做开口练习。如双侧同时手术,应先做较为复杂的一侧。如必须分两次手术,相隔时间也不宜超过2周。

(5)早期手术,关节强直伴有阻塞性睡眠呼吸暂停综合征的患者更应及早手术。

(6)在做关节强直手术的同时,应用正颌外科方法一次矫正颌骨畸形和错殆畸形,以达到同时恢复开口功能和矫正面形的目的。对伴有阻塞性睡眠呼吸暂停综合征的患者,有的还需要做颏部水平截骨前徙术,以及低位舌骨上移悬吊术,以辅助扩大气道间隙。

(7)使用人工关节替代自体组织移植做关节重建。

(8)当年龄较小的儿童患颞下颌关节强直并伴有颌面畸形或阻塞性睡眠呼吸暂停综合征时,采用正颌外科或骨移植不合适,应采用牵引成骨的治疗方法。

牵引成骨术是一种通过骨段间逐渐分离而形成新骨的技术,特别适用于下颌畸形的矫治,具有无需植骨且周围软组织能自然相应扩大等优点。

2.高位颞下颌关节成形术(耳前进路)

(1)切口和翻瓣:在耳屏前做改良手杖形切口,其垂直部切口在耳屏前皮肤转折处自耳轮脚经耳屏缘嵴到耳垂,切口下端以不超过耳垂平面为宜,其斜形部切口自耳轮脚弯向发际内,长约 3 cm,切口长短以暴露手术野为准,切开皮肤和皮下组织,在腮腺咬肌筋膜浅面锐剥离翻开皮瓣,注意应避免损伤颞浅动、静脉和耳颞神经,暴露后可将其拉向后方。此切口隐蔽,临床上基本上看不到切口瘢痕。

(2)暴露关节囊:在相当于颧弓根部的位置,水平切开腮腺嚼肌筋膜,沿此切口由浅入深,用弯蚊式止血钳做钝性剥离,解剖面神经,有的在切口的前方可找出 1~2 支,用橡皮条将神经向前方或后方保护好。有的颞支在切口的前方经过而不遇到,此时,可翻开腮腺组织瓣,显露关节外侧面的颞下颌韧带和关节囊,如见面横动脉可切断结扎。有的术者不常规解剖面神经,而是在外耳道软骨和腮腺后缘之间钝性剥离,将腮腺组织向前方掀起,显露关节囊。面神经颞支因包含在腮腺组织瓣内而得以保护。

(3)切开关节囊、截骨:在关节囊处做"T"或"L"形切口,切到骨面,充分显露关节粘连部及周围正常结构,然后在相当于关节窝平面以下与下颌切迹之间切除一段髁状突病变骨质;切骨应在 1 cm 左右,切除骨质的方法可用骨锯或涡轮钻的圆钻各钻上下两排小孔,再用裂钻截骨,最后用骨凿先凿断下切骨线,再断上切骨线。在接近内侧骨板,切骨线即将完全断开时,应先用骨膜分离器或压舌板,自髁状突颈后缘紧贴骨面分离内侧组织,并留置在骨内侧面,保护深部血管。凿骨时,骨凿方向禁忌垂直于颅底方向,而应平切骨线斜向前方,采取逐步深入骨凿,忌用暴力,以免骨凿失去控制滑入深部造成严重出血甚至伤及颅底。清除碎小的骨质后,检查有无异常出血,并查明原因,然后测试开口度直到满意的程度。

(4)处理骨断端及间隙:修整下颌升支断端,使之类似髁状突的弧形,冲洗创腔,清除碎骨片。如有渗血,可填入吸收性明胶海绵止血。如计划在骨间隙填入插补物,可将预先准备好的组织或代用品,按需要修整后固定在新形成的髁状突创面上。

(5)冲洗创面,放置引流条,分层缝合,加压包扎。术后进流质或半流质饮食,置有插补物者应限制下颌运动至拆线后。术后 24~48 小时抽出引流条,6~

133

7 天拆除皮肤缝线。早日进行开口练习。

3.低位颞下颌关节成形术(颌下进路)

(1)切口:弧形皮肤切口自耳垂下方 1 cm 处起,沿下颌升支后缘向下,绕下颌角在其下1.5 cm 处与下颌下缘平行,向前止于咬肌附着前方约 2 cm 处。

(2)切开皮肤、皮下组织及颈阔肌:牵开创缘,在相当于角前切迹处,分离、显露、结扎、切断颌外动脉和面前静脉,注意保护面神经下颌缘支。沿下颌角及下颌角下缘切开骨膜和咬肌附着,用骨膜分离器自骨面将外侧软组织一并掀起,显露下颌升支外侧骨面,直到下颌切迹水平,这时可查出在关节处有致密骨痂,再分离下颌升支后缘和内侧面骨膜。注意防止在下颌升支前缘处穿破口腔黏膜。

(3)用骨锯或涡轮钻加骨凿截骨,截骨平面一般应选择在下颌切迹与下颌孔之间的正常骨质处。截开后,使用咬骨钳和骨凿,由浅入深去除骨痂 1~1.5 cm,并保持内侧面和外侧面同样宽度。在使用锯、钻或骨凿时应避免损伤深部血管及颅底组织。截骨后应测试开口度,直到达到满意的程度。

(4)处理骨断端及间隙与上述手术方法相同,如果拟用带软骨的肋骨移植做关节成形,则还应在下颌升支外侧面做相应骨创面,然后将肋骨嵌入,再用钢丝或微夹板固定。嵌入前应检查骀关系,使下颌升支恢复到移植带软骨的肋骨,固定原来高度。

(5)冲洗创面,检查无明显活动性出血,放置引流条,分层缝合,加压包扎。术后进流质或半流质饮食,置有插补物者应限制下颌运动至拆线后。术后 24~48 小时抽出引流条,6~7 天拆除皮肤缝线。早日进行开口练习。

二、关节外强直

(一)病因

关节外强直常见的病因是损伤,如上颌结节部、下颌升支部的开放性骨折或火器伤,均可在上下颌间形成挛缩的瘢痕,其他如火器伤、化学伤、手术后、放射治疗,也可造成颌间瘢痕挛缩。

(二)临床表现

1.开口困难或完全不能开口

开口困难的程度因关节外瘢痕粘连的程度而有所不同。因为病变发生在关节外部,不影响下颌骨的主要生长发育中心,所以一般患者面下部发育障碍、畸形和骀关系错乱均较关节内强直为轻。

2.口腔或颌面部瘢痕挛缩或缺损畸形

颌间挛缩常使患侧口腔颊沟变浅或消失,并可触到范围不等的索条状瘢痕区,但当瘢痕发生在下颌磨牙后区以后的部位时,则不易被查。由坏疽性口炎引起者,常伴有软组织缺损畸形。

3.髁状突活动减弱或消失

多数挛缩的瘢痕较关节内强直的骨性粘连有一定的伸缩性,开闭颌运动时,髁状突尚可有轻微动度,尤其是用小指置于两侧外耳道前壁,请患者做左右侧方运动时,可明显感到两侧髁状突的活动度,但如果颌间瘢痕已骨化,呈上下颌骨融合时,髁状突的活动则可以消失。

4.X线表现

在关节侧位X线片上,髁状突、关节窝和关节间隙清楚可见。在下颌颌骨或颧骨后前位上,有些患者可见到上颌骨与下颌骨升支之间的颌间间隙变窄,密度增高;有时可见大小不等的骨化灶,甚至在上、下颌骨之间或在下颌与颧骨、颧弓之间形成骨性粘连,这可称为骨性颌间挛缩。

(三)诊断

根据病史、临床表现及X线检查不难诊断。

(四)治疗

关节外强直除了个别瘢痕范围小而早期的病变可以用开口练习的保守治疗外,一般都必须手术治疗。基本方法是切断和切除颌间挛缩的瘢痕,凿开颌间粘连的骨质,恢复开口度,用皮片或皮瓣消灭创面。如果有唇颊组织缺损畸形,还应采用额瓣或其他皮瓣移植修复。

根据颌间瘢痕的范围不同,一般采用两种手术方式:①颌间瘢痕区较局限,主要在颊侧黏膜或上下牙槽骨间时,可采用口腔内切开和切除瘢痕,同时用开口器使口开到最大限度,然后取中厚皮片游离移植消灭创面,也可用其他组织瓣修复。术后应维持在开口位,直到拆线。②颌间瘢痕已波及上颌结节和喙突区或整个上、下颌骨之间时,若从口腔内进行手术,不仅不容易到达深部的瘢痕处,而且操作困难,如遇到深部动脉出血更难以止血。因此对这种颌间挛缩,宜从下颌下缘切开,行口内外贯通手术,显露下颌升支和喙突外侧面,切除喙突和下颌升支前缘部分骨质,由此进入上颌骨与下颌骨之间的瘢痕粘连区,切开和切除深部瘢痕。同时用开口器使口开到最大限度,然后取中厚皮片游离移植。也可采用额瓣或游离皮瓣移植等消除因切开切除瘢痕而遗留的创面。术后也应维持在开口位,直到拆线为止。

对伴有轻度唇颊缺损者,可用局部皮瓣修复,而对大面积颊部缺损者,主要用游离皮瓣修复。由颌骨、颧弓和颧骨骨折错位愈合后造成的颌间挛缩,应切开复位或摘除不可能复位的骨折片,以达到开口的目的。

(五)预防复发

创口愈合后,应进行开口练习。开口练习的方向同上述。

三、混合性强直

混合性强直即同时存在关节内和关节外强直,在症状上表现为两者的综合,临床上少见。其治疗原则是关节内强直和关节外强直手术的综合应用。一般施以关节成形术,并凿开下颌骨与上颌骨间的骨性粘连,结合游离植皮或皮瓣移植修复缺损组织。

第四节　颞下颌关节紊乱综合征

颞下颌关节紊乱综合征是口腔科常见病和多发病。流行病调查资料显示发生率为20%～80%,多发于青壮年。颞下颌关节紊乱综合征的病因尚未完全阐明,是多因素疾病,常常有心理因素参与,是一组疾病的总称,一般认为属肌骨骼病性质,累及咀嚼肌群、关节或者两者。不包括病因清楚或有局部其他疾病累及咀嚼肌和关节的疾病,如化脓性颞下颌关节炎,创伤引起的急性创伤性关节炎,下颌髁突骨瘤等。也不包括全身性关节疾病在颞下颌关节的反应,如类风湿性关节炎等。虽然颞下颌关节紊乱综合征病期长,常常反复发作,但预后较好。另外,颞下颌关节紊乱综合征一般不发生关节强直,但是至今无根治和特效的疗法。

一、咀嚼肌紊乱疾病类

咀嚼肌紊乱疾病类包括肌筋膜痛、肌炎、肌痉挛、不能分类的局部肌痛以及肌纤维变性挛缩等,以肌筋膜痛多见。肌筋膜痛又称肌筋膜疼痛紊乱综合征,是指原发性咀嚼肌疼痛,以面部肌筋膜"扳机点"疼痛为主要特征,并有肌压痛、颞下颌关节运动受限等症状。

(一)临床表现

1.翼外肌功能亢进

开口过大,可呈半脱位,开口末常有弹响,开口型偏向健侧,发生在两侧者,开口型不偏斜或偏向翼外肌功能较弱侧。

2.翼外肌痉挛

开口痛,咀嚼痛,开口受限但被动开口时可增大。开口型偏向患侧,下颌切迹相应处有压痛或压诊敏感,急性期正中颌位下颌偏向健侧,不能自然到最大牙尖交错位。

3.咀嚼肌群痉挛

严重开口困难,几乎无被动开口度。开口痛,咀嚼痛,并有多个肌压痛点或"扳机点",也可出现压诊敏感及放射性痛。常有不自主肌收缩,有时可触到僵硬隆起的肌块。

4.肌筋膜疼痛功能紊乱综合征

开口痛,咀嚼痛,在相应的肌筋膜处有局限性压痛点或压诊敏感。用普鲁卡因封闭后,疼痛可消失或减轻,轻度开口受限。

(二)治疗

保守治疗为主。肌筋膜痛的早期或急性阶段,嘱患者进软食,下颌休息或减少活动。采用氯乙烷对受累咀嚼肌进行喷雾、热敷、理疗,服用抗感染药物。后期或慢性期要进行开口训练,并辅以封闭治疗、针灸、服用镇静药物、𬌗垫以及调𬌗治疗等。

二、关节结构紊乱疾病类

关节结构紊乱疾病类主要指颞下颌关节盘移位。颞下颌关节盘移位是指关节盘与关节窝、关节结节及髁突的相对位置发生改变,并影响下颌运动功能。颞下颌关节盘移位包括前移位、前内移位、前外移位、外侧移位、内侧移位及后移位。关节结构紊乱疾病类还包括关节盘附着松弛或撕脱,关节囊扩张以及颞下颌关节半脱位等。临床上常见的是可复性盘前移位和不可复性盘前移位。

(一)临床表现

1.可复性盘前移位

以关节弹响为主要症状。病变早期关节弹响发生在开口初、闭口末。关节无疼痛,也无张口受限、开口型异常。开口型异常表现为开口初期下颌偏向患侧,当髁突越过前移位的关节盘后带时,关节盘回到髁突后方出现关节弹响,下颌回到中线甚至超越中线,此时开口度可略大于正常。病变后期关节弹响次数增多,弹响加重,弹响可发生在开口中期或末期。部分患者可出现关节暂时性关节铰锁,这是由于关节盘移位时间过长,关节盘本体由双凹形变成双凸形,髁突在开口运动时更难越过变形的关节盘。患者必须做一个特殊的动作,即将下颌偏向健侧使双板区弹力纤维活动,才能使关节盘复位。关节软组织出现炎症或水肿时,关节可出现轻微疼痛,发生关节铰锁时疼痛加剧。

2.不可复性盘前移位

根据病程,6个月以内为急性,6个月以上为慢性。大多数患者有关节弹响的病史。由于持续使关节盘韧带拉长,后附着弹性消失,关节盘变形、前移并不能自动回位,使髁突的滑动运动受到限制,出现开口受限以及明显的关节疼痛,部分患者伴有头痛。

急性特征是开口受限,开口度为 20～25 mm,开口末下颌中线偏向患侧,无关节弹响,关节疼痛明显。当急性转为慢性时,双板区以及关节韧带被拉长,撕裂更为明显,关节盘变形,开口度可逐渐增大。关节表面发生退行性变,在临床上可闻及摩擦音,关节区有压痛。

3.关节半脱位

关节半脱位主要表现为开口度过大,超过 40 mm。在大张口过程中有一个越过关节结节的跳越,同时产生重击声的弹响或称为钝响,并出现短暂的下颌运动停顿。这种弹响是关节盘-髁突复合体越过关节结节,髁突横嵴越过关节盘前带所产生的。快速运动下颌时弹响明显,弹响多发生在开口末、闭口初。侧向与前伸运动时一般无弹响,当向上推下颌,令患者大张口时弹响可减弱,不做大张口运动时可不出现弹响。开口型可出现偏斜。患者一般无关节疼痛,但有不适感。

如伴关节盘附着、关节囊及韧带撕脱、双板区受损时,可出现关节区疼痛及压痛。如为关节炎所致的关节半脱位,可有相应的关节疼痛、肿胀以及咀嚼肌区疼痛。当髁突越过关节结节后,可在髁突后方扪及明显凹陷。如为殆因素所致可见明显的咬合紊乱、后牙缺失等。

(二)治疗

可复性盘前移位以保守治疗为主。殆垫治疗是减轻或消除弹响的一种较好的方法。但在症状好转的许多患者中,关节盘未能恢复正常位置。不可复性盘前移位早期可通过患者下颌运动使关节盘复位,如不成功可用手法复位,复位后再进行拾垫治疗。关节盘前移位伴关节疼痛患者应给予抗生素、止痛药以及关节腔内冲洗、封闭。出现关节内粘连可行关节腔冲洗、关节内镜剥离及关节盘复位术。保守治疗无效者可行手术治疗,如关节切开术、关节盘复位术等。

关节半脱位以保守治疗为主,限制大张口,使张口在正常范围内。可嘱患者自觉避免大张口,或使用张口训练仪器,即在上下颌 4 个前磨牙上做戴环,然后在 4 个环上穿一条尼龙线,控制在正常张口的范围内将尼龙线拴紧。此方法不影响正常的开口与咀嚼,只限制大张口,用几周习惯于小张口后拆除。也可进行加强升颌肌群的训练。如张口训练失败,可进行硬化剂治疗。保守治疗无效时,可进行关节内镜直视下注射硬化剂、关节结节切除术、关节结节增高术以及关节囊及韧带加固术等关节手术。

三、炎性疾病类

炎性疾病类是指颞下颌关节滑膜以及关节囊出现炎症反应,主要包括急慢性滑膜炎、关节囊炎,通常伴有颞下颌关节盘移位、骨关节病以及关节炎,也可单独出现滑膜炎。关节囊炎与滑膜炎常同时出现,症状相似。

(一)临床表现

1.滑膜炎

开口痛,咀嚼痛,开口受限,开口型偏向患侧,髁突后区压痛,急性时可有轻度自发痛,压痛点更明显,咬合时后牙不敢接触。

2.关节囊炎

开口痛,咀嚼痛,开口受限,开口型偏向患侧,压痛点不仅在髁突后区,同时在关节外侧,髁突颈后区等均有压痛。急性时可有轻度自发痛,关节局部水肿。临床上,上述两种类型有时伴发。

(二)治疗

保守治疗为主。通过服药、休息、封闭以及关节腔冲洗,患者症状可得到缓解。对伴有关节盘移位或骨关节病等疾病的患者可行拾垫治疗,症状严重者可手术治疗。

四、骨关节病类

骨关节病类是指颞下颌关节组织发生磨损与变性,并在关节表面形成新骨的非炎症性病变。有原发性骨关节病和继发性骨关节病两种类型。

(一)临床表现

骨关节病多见于 45 岁左右的成年人,男女发病比例无明显差异,病程迁延,有急慢性阶段。急性期可出现关节疼痛,这种关节疼痛与退行性变和滑膜炎有关。关节疼痛在开、闭口及咀嚼时加重,部分患者下颌运动停止时也出现关节疼痛。咀嚼肌群出现疼痛,但有许多患者无关节及咀嚼肌疼痛,仅有关节的杂音。存在骨质增生、骨赘以及伴有关节盘穿孔或破裂的患者可闻及关节多声弹响、摩擦音和破碎音。慢性期可无明显关节疼痛,由于关节骨质破坏明显,可出现下颌运动受限。晨起时开口受限明显,下颌运动后,开口度可增大,开闭口、前伸及侧向运动均可闻及关节杂音,开口型偏向患侧。少数患者由于关节骨质的明显破坏而出现面部畸形和下颌中线偏斜。病变多发生于一侧,无全身其他关节疾病。

(二)治疗

保守治疗为主。药物治疗包括服用地西泮、乙酰水杨酸钠、止痛药等,骨关节病伴有咀嚼肌痉挛患者可服用肌肉松弛药。理疗如热敷、按摩以及开口训练可减轻肌与关节疼痛。𬌗垫治疗应注意掌握时间,𬌗垫不要长时间戴用,一般2周后可改用夜间戴。透明质酸钠及醋酸泼尼松龙对关节组织有一定破坏作用,关节内注射治疗时应尽量控制药物的使用剂量和次数。

保守治疗无效时可行手术治疗,包括髁突高位切除术、关节盘修补术、关节成形术等。

第五节　急性化脓性颞下颌关节炎

急性化脓性颞下颌关节炎多见于婴儿和儿童,成人少见。由于高效广谱抗生素的广泛应用,临床上典型的急性化脓性颞下颌关节炎已很少见。但是早期的、轻度的急性化脓性颞下颌关节炎还可见到。

一、病因

急性化脓性颞下颌关节炎可由开放性髁突骨折细菌直接感染引起,也可由附近器官或皮肤化脓性病灶扩散引起,也可由脓毒血症、败血症等血源性感染引起,偶尔也可由医源性感染造成如关节腔内注射、关节镜外科等引起。

二、临床表现

颞下颌关节区红、肿、热和压痛,可有自发性跳痛,晚间、平卧时更甚。开口受限或开口困难,视化脓性感染程度而不等。咀嚼时患侧关节区痛,以至于不能咀嚼食物,甚至在静止时磨牙区分离不能接触,否则引起剧烈疼痛,如关节腔内有大量渗出或化脓,患者可呈开口状。轻微感染者可无全身症状。局部感染较重者可出现全身中毒症状,如畏寒、发热、头痛等。

三、诊断

有局部和全身化脓性病灶(有时可找不到化脓病灶)。颞下颌关节区红、肿、热、压痛、自发痛。磨牙区咬合时可引起剧烈痛。血化验见血细胞计数增多,中性粒细胞比例上升,核左移,有时可见细胞中毒颗粒。X 线片可见关节间隙增宽,后期可见髁突骨质破坏,但早期可以无阳性所见。关节腔穿刺可见关节液混浊,甚至为脓液。涂片镜下可见大量中性粒细胞,抽出的关节液应做细菌培养和药物敏感试验。

四、治疗

根据细菌药物敏感试验,使用有针对性的抗生素,配合全身支持疗法。关节腔内穿刺,抽出脓液、冲洗、局部注射敏感的抗生素。必要时可做切开引流。急性化脓性颞下颌关节炎治愈后应及时做开口功能训练,预防关节强直的发生。切开引流后,仍然有脓性分泌物,可能为化脓性骨髓炎,应进一步确诊和治疗。

第七章

口腔疾病与全身疾病

第一节　血液性疾病与牙周病

一、白血病

白血病也称为血癌,是造血系统的恶性肿瘤,大量增殖的白细胞及其幼稚细胞(即白血病细胞)充斥骨髓腔并取代了正常的骨髓组织,使正常造血功能受到抑制。一些患者以牙龈肿胀和牙龈出血为首发症状,因此需要口腔科医师正确鉴别,早期诊断,避免误诊和漏诊。

(一)病因

白血病患者外周血中的幼稚血细胞,在牙龈组织内大量浸润积聚,致使牙龈肿大,这是白血病牙龈病损的病因,并非牙龈结缔组织本身的增生。

(二)口腔表现

1.牙龈增生、肿大

病变波及边缘龈、牙间乳头和附着龈,牙龈肿胀常为全口性,增生严重。增生牙龈的高度可能与咬合面取齐,外形不规则,呈结节状。颜色暗红发绀或苍白,组织松软脆弱或中等硬度,表面光亮。

2.牙龈及口腔黏膜出血

牙龈出血常为自发性,且不易止住,检查口腔时可见增生的龈缘上有凝血块。牙龈和口腔黏膜上可见出血点或瘀斑。这种不能找到其他原因的出血,可能是白血病的早期症状。龈袋内出血、溢脓可造成口臭。

3.牙龈坏死

由于牙龈中大量幼稚血细胞浸润积聚,造成末梢血管栓塞,局部组织对感染的抵抗力降低,可使牙龈组织坏死、溃疡和假膜形成,常不易愈合,此种坏死性溃疡的附近无明显炎症反应,有口臭。

4.牙痛、牙松动

由于大量幼稚血细胞在牙髓腔内浸润,可引起类似牙髓炎的剧烈牙痛。牙龈组织内幼稚血细胞浸润和继发感染,日久可使牙松动。

5.可有局部和全身淋巴结肿大

最常见于颈淋巴结,呈双侧性、多发性肿大。肿大淋巴结质地软或中等硬度,不粘连,无痛。

(三)诊断

(1)根据临床表现、血细胞分析及血涂片检查,发现血细胞数目及形态异常,可作出初步诊断。

(2)骨髓检查可明确诊断。

(四)鉴别诊断

1.以牙龈增生为主要表现的慢性龈炎

一般无自发性出血,龈缘附近有明显的菌斑、牙石等刺激因素,局部刺激物与牙龈的肿胀程度成正比。

2.青春期龈炎、妊娠期龈炎

患者处于性激素分泌的特殊时期,虽然牙龈肿大超过局部菌斑、牙石等刺激的程度,但出血可止住,极少发生牙龈的坏死、溃疡,也无贫血、乏力、发热等全身的症状。

3.药物性牙龈肥大

患者有癫痫或高血压史、心脏病或接受过器官移植,并有苯妥英钠、环孢素、硝苯地平等服药史。牙龈的肥大为实质性增生,质地较坚实、有弹性,颜色多为淡粉色,不易出血。多数患者合并有不同程度的牙龈炎症,肥大的牙龈也会表现为质软色红、易出血,但可止住,极少发生牙龈的坏死、溃疡。

(五)治疗

(1)及时转诊至内科确诊,并与血液科医师密切配合治疗。对白血病患者进行口腔治疗时应十分谨慎,有报道在口腔治疗后病情加重,甚至拔牙后出现出血不止而致死者。

(2)口腔治疗最好在缓解期进行,并最大限度地维持患者的口腔卫生,减轻疼痛和创伤,尽量减少对口腔坏死组织的刺激。牙龈出血以保守治疗为主,压迫止血,局部可用止血药,如用含有肾上腺素的小棉球压迫止血,必要时可放牙周塞治剂观察数天,切实止血后再拆除塞治剂。拔牙、口腔组织活检和深部牙周刮治均属禁忌证。

(3)如根尖急性炎症所致牙痛,应尽量避免切开引流,可行开髓穿通根尖孔以利引流。

(4)在白血病的缓解期,必要时可行简单的洁治术,也应在内科医师共同会诊下谨慎进行。

(5)任何口腔外科治疗措施均应持保守态度,在接受口腔治疗后,应密切观察感染和出血等并发症的发生。

(6)漱口液和抗生素的应用虽然对疾病治疗意义不大,但对于预防和减少坏死性、溃疡性口腔病变有十分重要的意义。对患者进行口腔卫生指导,加强口腔护理,防止菌斑堆积,减轻炎症。

(六)注意要点

(1)对白血病患者进行口腔治疗时,以保守治疗为主,切忌进行手术或活组织检查,禁用具有刺激性或腐蚀性的药物,尽量避免在操作时引起出血和继发感染。

(2)白血病患者常在早期出现口腔表现,或在疾病的发展过程中出现顽固性口腔损害。对常规治疗效果不佳的患者,口腔医师应特别警惕。

二、粒细胞缺乏症

粒细胞缺乏症又称恶性中性粒细胞减少症,是继发性粒细胞减少症;在儿童中少见,主要见于 25 岁以上成年人,由循环粒细胞突然减少引起。

(一)病因

粒细胞缺乏症可继发于药物反应、化学药物中毒、电离辐射、感染或免疫性疾病,也可原因不明,但最常见的病因是药物反应。

(二)临床表现

(1)发病前多数患者有某种药物接触史。

(2)起病急骤、高热、寒战、头痛、极度衰弱、全身不适。

(3)粒细胞极度缺乏,机体抵抗力明显下降,感染成为主要合并症。

(4)口腔病损是粒细胞缺乏症的重要诊断症状,病损不局限于乳头尖或附着龈,软腭、咽峡发生坏死性溃疡,常伴发剧烈疼痛。

(5)皮肤、鼻腔、阴道、子宫、直肠、肛门均可出现炎症,局部感染常引起相应部位淋巴结肿大。

(6)肺部的严重感染可引起咳嗽、呼吸困难、发绀。

(7)发生败血症时可伴肝损害,出现肝大、黄疸。

(8)严重者可伴中毒性脑病或中枢神经系统感染,出现头痛、恶心、呕吐、意识障碍,甚至昏迷。

(9)药物过敏者可发生剥脱性皮炎。

(三)诊断

1.血象

白细胞计数明显减少,常低于 $2 \times 10^9/L$,中性粒细胞绝对值在 $0.5 \times 10^9/L$ 以下。红细胞和血小板计数在正常范围内。

2.骨髓象

缺乏粒细胞和浆细胞。再生障碍型粒细胞缺乏症,其粒系各阶段细胞均明显减少,有时仅见少数早幼粒和原始粒细胞。免疫型粒细胞缺乏症的粒系细胞比例可能不减少,但有成熟障碍。恢复期细胞增生高度活跃,并有一过性原始粒细胞和早幼粒细胞增多,但数天内比例恢复正常,可与急性白血病相鉴别。

3.其他

红细胞沉降率(俗称血沉)增快,严重感染者可伴肝功能异常,主要是总胆红素定量升高。

(四)治疗

(1)停用引起或可能引起粒细胞缺乏症的药物,药物引起的虽然表现为急症,但预后较好,停药后大部分可恢复。

(2)患者应隔离在单人病房,条件允许时住进无菌层流病室,做好消毒隔离,包括口腔、肛门、外阴等易感部位的局部清洗。

(3)口腔卫生指导:指导患者维护好口腔卫生,由于口腔溃疡和牙龈的肿痛,可以暂时用 0.12%～0.2% 氯己定漱口水代替机械性菌斑控制。

(4)在粒细胞恢复期进行专业的菌斑清除是比较理想的,在粒细胞减少期应用米诺环素作为辅助治疗能取得较好的效果。

(5)一般不建议手术治疗。

(6)全身支持治疗:加强营养,补充液体,保证足够热量。有肝损害时可用大剂量维生素 C 等护肝治疗。

(五)注意要点

(1)结合临床症状及用药史可明确诊断,及时请内科医师会诊。

(2)粒细胞缺乏症极易合并严重感染,病情危重,死亡率高,需积极抢救。

三、白细胞功能异常

(一)概述

1.白细胞黏附缺陷病

白细胞黏附缺陷病是一种少见的遗传性疾病,患者常出现在近亲结婚的家族中。临床常表现为发生于皮肤、黏膜的反复性细菌性感染,无脓肿形成,组织愈合差。病变的严重程度取决于白细胞黏附分子的表达水平,表达越低病变往往越严重,但除了表面黏附分子与该病有关外,细胞活化通路有无缺陷也与该病有关。分为两型。

(1)Ⅰ型常染色体疾病(位于 21q22.3):特征为缺乏白细胞整合素、白细胞功能相关抗原-1 和 p150/95 的 β_2 亚单位(CD18),此种缺陷非常明显,患者的白细胞整合素水平不足正常值的 6%。纯合子表现为弥漫型青春前期牙周炎,可影响乳牙列和恒牙列,而杂合子在青春前期的牙周状况是正常的。

(2)Ⅱ型为选择素-配体缺陷,如白细胞缺乏或 gp150-Lewis。此型患者易患复发性细菌感染、中性粒细胞增多症和重度早发性牙周炎。

2.白细胞趋化和吞噬功能的异常

(1)Down 综合征的牙周组织破坏可能与中性多形核白细胞的趋化功能低下有关,也有报道该病白细胞的吞噬功能和细胞内杀菌作用也降低。

(2)掌跖角化-牙周破坏综合征患者的牙周组织破坏可能与中性粒细胞的趋化功能抑制相关。

(3)非洲裔的侵袭性牙周炎患者中常有这些功能异常中的一种或数种。

(二)治疗

因为白细胞功能异常患者对菌斑微生物的防御能力下降,所以牙周炎症程度一般较重,治疗效果差,局部的菌斑控制和牙周机械治疗是非常重要,同时与内科医师会诊,应调理增强患者的免疫功能。

(三)注意要点

明确诊断,及时与内科医师会诊,增强患者的免疫力,预防术后感染。

第二节 遗传性疾病与牙周病

一、遗传性牙龈纤维瘤病

遗传性牙龈纤维瘤病又名家族性或特发性牙龈纤维瘤病,为牙龈组织的弥漫性纤维结缔组织增生,是一种较为罕见的以全口牙龈广泛性、渐进性增生为特征的良性病变。

(一)病因

(1)病因和发病机制不明确,患者多有家族史,也可散发。

(2)遗传方式以常染色体显性遗传为主,少数为隐性遗传。

(3)男女患病率没有明显差别。

(二)临床表现

(1)本病可在幼儿时发病,最早可发生在乳牙萌出后,一般在恒牙萌出后,牙龈即发生普遍的逐渐增生。

(2)可累及全口的龈缘、龈乳头和附着龈,可直达膜龈联合,以上颌磨牙腭侧最为严重。

(3)增生的牙龈颜色正常,质地坚韧,表面呈球状或结节状,点彩明显,不易出血,无痛。

(4)唇舌侧牙龈均可发生,常覆盖牙面 2/3 以上,妨碍咀嚼,牙齿常发生移位。小儿有时可有萌牙困难。

(三)诊断

根据典型的临床表现或有家族史,无家族史者不能排除此病。

(四)鉴别诊断

1.药物性牙龈增生

有服药史而无家族史,主要累及牙间乳头和龈缘,仅少数重症者波及附着龈,而牙龈纤维瘤病则可波及附着龈。药物性增生程度相对较轻,增生牙龈一般覆盖牙冠1/3左右,而牙龈纤维瘤病则常覆盖牙冠2/3以上。药物性牙龈增生者伴发慢性龈炎较多,组织学观察与纤维型牙龈肥大者相似,而牙龈纤维瘤病则仅偶见炎症细胞。

2.以增生为主要表现的慢性龈炎

一般伴有炎症,主要侵犯前牙的牙间乳头和龈缘。增生程度较轻,覆盖牙冠一般不超过 1/3。一般有明显的局部刺激,无长期服药史及家族史。

(五)治疗

(1)牙龈增生程度较轻时,可通过洁治、刮治术和保持良好的口腔卫生进行有效的控制。

(2)牙龈纤维瘤病的治疗以牙龈成形术为主,需要进行牙龈切除术及牙龈成形术。有人主张用翻瓣术的内斜切口结合牙龈切除术,可保留附着龈,并缩短愈合过程。

(3)术后易复发,复发率与口腔卫生的好坏有关,保持良好的口腔卫生可避免复发或延缓复发。本病为良性增生,复发后仍可再次手术。

(4)部分患者在青春期后可缓解,故手术最好在青春期后进行。有报道在拔牙后,牙龈增生能逐渐消退,但由于患者年龄小,累及牙数多,故一般不主张拔牙。

二、掌跖角化-牙周破坏综合征

掌跖角化-牙周破坏综合征由该两位学者于 1924 年首次报道本病。已证实是一种罕见的常染色体隐性遗传性疾病,本病较罕见,发病率为百万分之一至四。

(一)病因

迄今为止,掌跖角化-牙周破坏综合征详细的病因和机制尚不完全清楚。但是经过近 10 年的研究发现一些重要的因素影响着掌跖角化-牙周破坏综合征的发生、发展。其中,遗传因素、免疫因素以及与其重度牙周破坏表现相关的口腔微生物被认为是最主要的病因。组织蛋白酶 C 基因突变是掌跖角化-牙周破坏综合征的致病基础。

(二)临床表现

(1)掌跖角化-牙周破坏综合征患者大多在出生 11 个月至 4 岁发病,大部分皮肤病损与口腔病损同时发生,但也可见皮肤病损早于口腔病损者。

(2)有少部分掌跖角化-牙周破坏综合征患者的皮肤病损和(或)口腔病损出现在成年后。

(3)以掌跖过度角化为典型特征,手掌、足底、膝部及肘部局限性的皮肤红斑、脱屑、皲裂,鱼际等受压力较大的部位相对严重,大多左右对称,冬季可加重,约有 1/4 患者易有身体其他处感染。

(4)患儿智力及身体发育正常。

(5)牙周病损在乳牙萌出不久即可发生,有深牙周袋,炎症严重,溢脓、口臭,牙槽骨迅速吸收,在 5～6 岁时乳牙即相继脱落,创口愈合正常。待恒牙萌出后,又按萌出的顺序相继发生牙周破坏,常在 10 岁时即自行脱落或拔除。有的患者的第三磨牙也会在萌出后数年内脱落,也有第三磨牙不受侵犯的。

(三)诊断

(1)目前掌跖角化-牙周破坏综合征诊断主要依靠典型的临床表现。

(2)组织蛋白酶 C 基因突变检测以及组织蛋白酶 C 活性测试,将为掌跖角化-牙周破坏综合征诊断提供更准确的依据。

(四)治疗

掌跖角化-牙周破坏综合征患者牙周破坏严重,对常规的牙周治疗效果不佳,患牙的病情继续加重,往往导致全口拔牙。多数国内外学者主张局部和全身联合治疗,以控制牙周炎症反应,减缓乳牙脱落,确保恒牙正常萌出和维护其牙周健康为治疗目标。

(1)对患者及其家属进行口腔卫生指导,严格控制菌斑,维持良好的口腔卫生,定期进行口腔维护,配合全身使用广谱抗生素及调节机体功能的药物(如补肾固齿丸)。

(2)有报告称对幼儿可将其全部已患病的乳牙拔除,当恒切牙和第一恒磨萌出时,口服 10～14 天抗生素,以彻底消除菌斑,防止恒牙发生牙周破坏。

(3)若患儿就诊时已有恒牙萌出或受累,则将严重的恒牙拔除(也有人主张将已萌出的恒牙全部拔除),重复多疗程的口服抗生素,同时进行彻底的局部牙周治疗,每 2 周复查和洁治一次,保持良好的口腔卫生。此情况下有些患儿新萌出的恒牙可免于罹病。

(4)定期对牙周情况进行评估,必要时行牙周手术治疗。乳牙缺失后,应及时制作间隙保持器或采用活动义齿修复,以保持颌间间隙和恢复患儿的咀嚼功能,防止颌骨发育不足。恒牙缺失时,待炎症控制后,应及时恢复失牙间隙,可采用活动义齿修复,也可采用种植体修复。待恒牙全部萌出(除第三磨牙),且其牙周情况良好的时候,可考虑正畸治疗矫治掌跖角化-牙周破坏综合征患者的咬合畸形。

三、Down 综合征

Down 综合征又名先天愚型或染色体 21-三体综合征，为一种由染色体异常所引起的先天性疾病，本病可有家族性。

(一)临床表现

(1)特殊面容：主要表现为面部扁平，眶距增宽，鼻梁低宽，颈部短粗。常有上颌骨发育不足、牙齿迟萌、牙间隙较大、系带附着位置过高等。

(2)牙周表现：几乎所有患者均有严重的牙周炎，且其牙周破坏程度远超过菌斑、牙石等局部刺激物的量。全口牙齿均有深牙周袋及炎症，以下颌前牙较重，有时可有牙龈退缩。病情迅速加重，有时可伴坏死性龈炎，乳牙和恒牙均可受累。

(3)可有智力低下、语音发育障碍、行为障碍、运动发育迟缓、生长发育障碍。

(4)约有 1/2 的患者并发先天性心脏病，易患传染性疾病和白血病，约 15% 患儿于 1 岁前夭折。

(二)诊断

(1)对外周血细胞染色体核型分析。

(2)可行羊水细胞染色体检查。

(3)产前筛查血清标志物。

(4)可常规做 X 线、超声、心电图、脑电图等检查。

(三)治疗

无特效药物。彻底的常规牙周治疗和认真控制菌斑，可减缓牙周破坏。以进行长期耐心的教育和训练为主，采用综合措施，包括医疗和社会服务。

(四)注意要点

(1)遗传性牙龈纤维瘤病以牙龈增生为主，覆盖牙面 2/3 以上，一般无家族史，无用药史及明显的炎症。

(2)对青少年重症牙周炎者要注意全身表现及可能的遗传因素。

第三节　艾滋病的口腔表征

艾滋病即获得性免疫缺陷综合征,是一种由人类免疫缺陷病毒的反转录病毒感染引起的以人体 CD4$^+$ T 淋巴细胞减少为特征的进行性免疫功能缺陷,继发各种机会性感染、恶性肿瘤和中枢神经系统病变的综合性疾病。此病为致命性疾病,患者一旦染上人类免疫缺陷病毒后,约 3 个月内机体可产生相应的抗体,至出现明显症状为 3~5 年,其死亡率几乎可达 100%。约半数患者其存活期仅 1.5 年左右,至今尚无理想的治疗方法。

一、临床表现

1992 年世界卫生组织艾滋病感染口腔表征协作中心制定了艾滋病口腔表征的分类及诊断标准,该标准分为 3 类。

(一)第一类

第一类为与艾滋病感染密切相关的口腔表征。

1.口腔念珠菌病

最常见的类型是假膜型念珠菌病,也可表现为红斑型念珠菌病和口角炎。病情较严重或反复发作。

2.毛状白斑

男性患者多见,好发于双侧舌缘,表现为垂直皱褶样,可延伸至舌背或舌腹,呈白色或灰白色斑块。

3.牙周病

牙周病,如牙龈线形红斑、坏死性溃疡性牙龈炎、坏死性溃疡性牙周炎。

(1)坏死性溃疡性龈炎的诊断依据:①牙龈红肿,龈乳头与边缘龈呈虫蚀样破坏,表面有灰色坏死组织,可致龈乳头消失;②牙龈出血,疼痛明显,腐败性口臭,可有发热及局部淋巴结肿大;③急性期病变区坏死物涂片经瑞氏染色可见大量梭形杆菌和螺旋体;④病势凶猛,破坏迅速。

(2)坏死性溃疡性牙周炎的诊断依据:①牙龈组织红肿,虫蚀样破坏,表面有灰白色坏死组织,龈乳头消失,露出死骨;②牙齿松动;③骨吸收和附着丧失异常严重,但局部牙周组织炎症并不严重;④病情进展速度,组织快速丧失(4 周内);⑤重度疼痛和自发性出血;⑥龈下菌斑可查到厌氧菌和念珠菌。

4.其他

卡波西肉瘤、非霍奇金淋巴瘤。

(二)第二类

第二类为与艾滋病感染相关的口腔表征。

(1)非特异性溃疡。

(2)唾液腺疾病:因分泌减少引起的口干症、单侧或双侧唾液腺肿大。

(3)血小板减少性紫癜。

(4)病毒感染(除 EB 病毒外):如单纯疱疹性口炎、人类乳头状瘤病毒感染(尖锐湿疣、灶性上皮增生、寻常疣)、带状疱疹病毒感染。

(5)坏死性溃疡性龈口炎。

(三)第三类

第三类为可见于艾滋病感染的口腔病变。

(1)细菌感染:如伊氏放线菌、大肠埃希菌、肺炎杆菌感染。

(2)上皮样血管瘤病。

(3)猫抓病。

(4)药物反应。

(5)除念珠菌以外的真菌感染:如隐球菌、赘生物、地丝菌属、毛霉、黄曲霉的感染,组织胞浆菌荚膜病。

(6)神经病变:如面瘫、三叉神经痛。

(7)复发性阿弗他溃疡。

(8)病毒感染:如巨细胞病毒感染、上皮软疣。

二、诊断

(一)流行病学史

(1)患有性病或有性病史。

(2)有不安全性生活史,包括同性和异性性接触。

(3)有共用注射器吸毒史。

(4)有医源性感染史。

(5)职业暴露史。

(6)人类免疫缺陷病毒感染者或艾滋病患者的配偶或性伴侣。

(7)人类免疫缺陷病毒感染母亲所生子女。

(二)临床表现

(1)急性人类免疫缺陷病毒感染综合征。

(2)持续性全身淋巴结病。

(3)人类免疫缺陷病毒/获得性免疫缺陷综合征相关临床表现和疾病。

(三)实验室诊断

(1)人类免疫缺陷病毒抗体筛查试验阳性。

(2)人类免疫缺陷病毒抗体确证试验阳性。

三、治疗

艾滋病的治疗应该遵循及早诊断、及早治疗,要按照医嘱治疗,具体问题具体分析,检查与治疗性伴侣等原则。目前还没有可治愈艾滋病的药物,已经研制出的一些药物只能在某种程度上缓解艾滋病患者的症状和延长患者的生命。积极接受医学指导和治疗,可帮助艾滋病患者缓解症状,改善生活质量。

艾滋病尚无特效的疗法,也没有疫苗预防接种。但总的治疗原则为抗感染、抗肿瘤、杀灭或抑制人类免疫缺陷病毒、增强机体免疫功能。如疑似为艾滋病患者应请内科医师会诊,尽早确诊。

四、注意要点

(1)出现艾滋病可疑症状者应去正规医院的性病专科就诊,早期诊治,一旦明确诊断,需充分配合医师,彻底治疗。

(2)艾滋病患者可按常规进行牙周治疗,但注意预防术后感染,建议全身用抗感染药,首选奥硝唑200 mg,每天 3～4 次,共服 5～7 天,还需使用 0.12%～0.2%氯己定含漱液。

第八章

口 腔 正 畸

第一节 乳牙期、替牙期的早期矫治

一、不良习惯的破除

口腔不良习惯是发生于口腔的、不正常的,对患者𬌗、颌、面生长发育有害的行为习惯。因为不良口腔习惯破坏了口腔环境的平衡状态,会引起牙、颌、面的畸形。并不是所有的口腔不良习惯均会造成牙𬌗畸形,这取决于不良口腔行为的特点、持续的时间、发生的频率等。长期的不良口腔习惯不仅能引起错𬌗,还会影响口颌系统的正常功能。

由于口腔不良习惯的行为形式与作用部位不同,造成的错𬌗表现也有所不同。如吮指习惯可造成局部开𬌗,舌习惯可造成较大范围的开𬌗与面高增大,口呼吸患者会造成上颌前突、上牙弓狭窄。

口腔不良习惯多数发生在儿童幼年期,也有少数患者在年龄较大时产生。大多数不良习惯属于无意识的行为,仅有少数是有意识行为。在治疗上有意识的习惯比较容易纠正,无意识的习惯较难治疗。值得注意的是凡由疾病或解剖等因素引起的口腔不良习惯,只有在专科医师治愈有关的疾病或解剖障碍后,才能使不良习惯得到纠正。

(一)舌习惯

舌在维持口腔环境肌肉的功能平衡中起着重要的作用。在儿童生长发育期内由于各种原因引起的舌运动与姿势的异常,均会对牙齿和颌骨的形态造成影响。引起舌姿势与活动异常的病因较多,如舌体过大、舌系带过短、腭扁桃体肥大或先天愚型患者;还有一些局部因素,如替牙或龋齿等。另外,舌习惯还可继发于其他口腔不良习惯,如吮指、口呼吸等。异常的舌活动有伸舌、吐舌、舔舌等。

1.临床检查

对于存在开𬌗或者上、下切牙夹角显著减少的患者,都应检查舌的功能及姿势。检查中应首先排除其他相关疾病,如腭扁桃体增生、舌体肥大或舌系带过短。检查时,让患者自然闭唇,轻轻拉起口角,可发现舌体位于开𬌗区域的上、下牙𬌗面之上。存在伸舌的患者在检查中可发现下前牙散开、前牙反𬌗。吐舌吞咽的检查可以通过触摸双侧颞肌部位来判断颞肌在吞咽时是否存在收缩,吐舌吞咽的患者在吞咽时无颞肌收缩。

2.矫治方法

与吐舌相关的患者临床检查完成后,针对患者的病因选择治疗方法。对于存在腭扁桃体增生、舌体肥大及舌系带过短者,应先行手术治疗,再配合矫治器治疗,常用的矫治器有如下几种。

(1)固定舌刺:可以用 0.7 mm 的不锈钢丝弯成倒"U"形,磨尖钢丝末端。每个"U"形粘于两个切牙上,或焊于前牙带环的舌面上或用复合树脂粘于上、下切牙的舌面,舌刺的长度为 6～7 mm。为了防止舌从舌刺的上方或下方伸出,舌刺需指向不同的高度。在临床上为了粘接方便,常把两个"U"形重叠一半焊于一起,并在未重叠的部分焊网。为预防舌刺在睡眠时脱落而被吞咽,常把舌刺结扎于牙齿或唇弓上。舌刺戴用的最佳时间为 7～12 岁,戴用时间一般在 4～6 个月。患者戴用舌刺时,医师应向患者讲明,戴舌刺并不是惩罚性的,而是帮助患者纠正不良的舌习惯,保持舌在姿势或功能运动中的正确位置。

(2)腭珠:腭珠矫治器通过磨牙带环固定于口腔中,以 1.2 mm 的不锈钢丝弯成腭杆后,中部穿过塑料制成的可转动的小轮,两端焊于带环的舌刺上。腭珠的戴入可诱导舌去转动,而达到舌功能的训练目的。腭珠比舌刺更容易被患者接受。

(3)戴舌刺的活动矫治器:舌刺也可附于活动矫治器上。埋于上颌活动矫治器腭侧基托的前缘。矫治器固位一般用磨牙上的箭头卡。活动舌刺矫治器需要患者很好的配合,只能在进食及刷牙时取下,否则效果不好。患者适应该矫治器需要较长时间。

(4)戴舌栅的活动矫治器:这种矫治器并不像前几种对舌肌有训练作用,主要是限制舌对牙齿施加的过大压力。舌栅埋于上颌活动矫治器前端,用 0.9～1.0 mm 钢丝制作。由于舌体位于舌栅上,对矫治器产生向前的力量容易引起上颌支抗磨牙的前移。因此,戴用舌栅的患者在晚间应加戴口外弓头帽,增加支抗。圆管焊在箭头卡的水平臂上。

(二)吮指习惯

几乎所有的儿童在婴儿期均有吮吸手指的习惯(吮拇指较多见),但一般持续的时间不长。随着年龄的增长,儿童逐渐被外界其他事情所吸引而放弃了吮指的习惯,不会引起错𬌗畸形的发生。如果吮指习惯一直延续至 3 岁以后、并对牙颌的发育产生不良影响,导致错𬌗畸形的发生,则被认为是口腔不良习惯,需进行治疗。

1.临床特点及预防

吮指习惯是一些复杂的心理因素所引起的无意识行为。在治疗中应注意患儿心理健康的维护,切勿吓到患儿。不是所有有吮指习惯的患儿均会对牙颌的发育产生不良影响,这样根据不良习惯持续的时间、发生的频率和强度进行判断。同时,吮指习惯对牙颌的生长发育的影响随着吮指的手指、部位、姿势的不同而异。手指的压迫可引起开𬌗;吮吸时颊肌的收缩压力会造成牙弓的狭窄;因手指位置较高较深会引起硬腭的高拱、上颌的前突、上切牙唇倾等。研究表明,较长期的吸吮橡胶奶头对儿童颌面生长发育潜在的影响较小,为防止吮指习惯的产生,专家建议从婴儿出生的第一天开始就使用橡胶奶头,并大力提倡母乳喂养,满足孩子对安全感的需求。

2.矫治方法

有吮指习惯的婴儿不一定会引起明显的牙颌畸形,如Ⅱ类及Ⅲ类的前牙反𬌗患者,吮指可能还会带来益处。即使因吮指引起了明显的牙颌畸形,也不必害怕,因为畸形往往只是牙列的畸形,对颌骨影响不大,长大后易于矫治。只有当吮指造成上前牙的过度唇倾或因受压而产生牙周组织损伤时,才需要即刻纠正。传统的矫正吮指习惯的方法有幼儿睡觉时戴厚手套或把睡衣袖子别在裤子上,还有给幼儿手指上抹些带苦味的东西,但效果很小或基本无效。当幼儿因吮指习惯造成对牙颌不良影响较重时,需要用矫治器进行治疗,一般在 4～6 岁时进行矫治,矫治器至少戴用 4～6 个月才有效。一般在不良习惯破除后仍需戴 3～4 个月矫治器,常用的不良吮指习惯的矫治器有以下几种。

(1)带舌刺的矫治器:在上颌活动矫治器的前部埋 4～6 根舌刺。上颌第一恒磨牙卡环焊上圆管让患儿在晚上戴上头帽口外弓,既可后推上磨牙,又可以避免患儿睡觉时摘下矫治器。

(2)前庭盾:矫治吮指习惯使用的前庭盾有两种,一种前庭盾是在前部加上平面导板,适合于深覆𬌗或Ⅱ类错𬌗趋势的吮指习惯者;另一种在前部带舌栅,适用于有开𬌗或Ⅲ类趋势的患者。前庭盾除晚上戴用外,最好白天也能戴一段时间。

(三)唇习惯

1.唇习惯的特点

不良唇习惯包括咬下唇、吮吸下唇和吮吸上唇等,较常见的是吮吸下唇习惯。不良唇习惯破坏了牙弓内外肌肉的平衡。咬下唇与吮吸下唇习惯增加了下颌牙弓外部的力量,抑制下颌的向前生长,增加了上颌牙弓向外的力量,长期作用可以使上颌前突,造成上、下颌间关系的异常。同时,由于错𬌗的发生会破坏正常的唇齿关系,引起上唇过短、开唇露齿、上切牙覆盖下唇等。由唇习惯造成的错𬌗畸形常表现为不同程度的深覆盖,上下中切牙夹角变小。临床检查时,长期有吮唇或咬唇习惯的患者可在唇部皮肤上看到明显的印记。在不良唇功能造成的错𬌗畸形的矫治中,唇功能的训练与调整是十分重要的。

2.矫治方法

不良唇习惯的矫治可进行诱导心理治疗,对于效果不好且造成错𬌗的患者需要矫治器矫治,以下介绍几种常用的破除唇习惯的矫治器。

(1)焊唇挡丝的活动矫治器:可在上颌活动矫治器的唇弓上焊两根唇挡丝支开下唇。制作时应避免唇挡丝压迫下切牙或牙龈。这种矫治器只有纠正不良唇习惯,如咬下唇或吸吮下唇的作用,而没有唇肌功能训练的作用。

(2)唇挡:是一种矫治不良唇习惯常用的矫治器,可做在活动矫治器上,也可与固定矫治器联合使用。与固定矫治器联合使用时连接唇挡的钢丝末端插入带环圆管中。唇挡大致分为两类,一类为自凝树脂制作的唇挡内埋 1.0 mm 的钢丝;另一类直接用 1.0~1.2 mm 钢丝在口内制作前部套以胶管,末端在带环圆管前弯制"U"形曲,这种唇弓便于调整。依唇挡的位置不同,又分为高位唇挡、中位唇挡及低位唇挡 3 种。

高位唇挡:唇挡与下切牙切缘平齐,由于下唇把唇挡向上推,会对下颌磨牙产生直立的作用。

中位唇挡:唇挡位于下切牙的唇面与下唇之间,由于支开了下唇,可使下切牙向唇向移动,也可使磨牙向远中移动。这种唇挡最适合纠正咬下唇不良习惯。

低位唇挡:唇挡位于下切牙牙根唇面,因为不能支开下唇,所以只有后推磨牙的作用。

在使用唇挡时,应注意使唇挡离开下切牙唇面 2~3 mm,不要压迫切牙或牙龈组织。同时,对于Ⅲ类的患者不能使用下唇挡,否则会由于牙弓内外肌肉力量平衡的改变而使Ⅲ类错𬌗加重。

(3)开窗前庭盾:对于有不良唇习惯者,还可使用开窗前庭盾。这种矫治器比前庭盾更易于让患者接受,适合全天戴用。它不仅可纠正不良唇习惯和吮指习惯,而且可对唇肌功能进行训练。如果前庭盾在下颌前移位置上制作,还可矫正由不良唇习惯造成的颌间关系不调。该矫治器用树脂做成,为增加其强度,可在基托内埋以钢丝,最初戴用时应注意进行基托的缓冲,调磨压痛点。

(四)口呼吸习惯

口呼吸会改变头、颌骨、舌位置及姿势,进而破坏口腔环境原有的平衡状态,最终会影响颌骨与牙齿的位置,导致错𬌗畸形的发生。人在正常情况下是以鼻呼吸的,只是在某些状态下,口腔才辅助呼吸,在运动中如通气量在 35～49 L/min 时,部分辅以口呼吸,当通气量在 60～80 L/min 时,口腔参与一半的呼吸。当安静状态下,由于鼻炎、鼻窦炎、鼻甲肥大、鼻中隔偏曲、腺样体增生、腭扁桃体肥大等各种因素造成气道不畅时,若使患者口腔呼吸部分或全部取代了鼻呼吸时就会产生呼吸紊乱。

1.临床特点

口呼吸能造成多个器官功能的失调,所以由它引起的错𬌗机制也较复杂。

(1)由于气道阻塞、鼻呼吸不畅,影响了鼻的正常发育,从外观可见鼻根内陷,鼻翼萎缩,鼻底向下发育不足,硬腭不能下降,使患者形成腭盖高拱。

(2)由于张口呼吸,失去了唇的封闭作用,造成上颌前突、上切牙唇倾、上唇缩短、外翻。同时,上颌牙弓失去舌的支持而出现上牙弓狭窄,降颌肌群的功能增强,使下颌向后下旋转。口呼吸患者常表现出长面形、颏后缩。临床检查时应注意鼻部和气道,可用棉花纤维或双面镜来观察是否存在口呼吸。

2.矫治方法

对于存在口呼吸的患者,首先应该消除诱发口呼吸的病因,与耳鼻喉科医师合作,消除引起气道障碍的慢性炎症与增生。只有彻底消除病因,才能纠正口呼吸习惯彻底矫正不良习惯所造成的错𬌗畸形。

(1)快速扩弓:该矫治方法对口呼吸患者的治疗见效较快,采用快速扩弓矫治器,一般只需要 3 个月的时间,口呼吸习惯就能得到矫正。即使是后牙横向关系正常的患者,经过快速扩弓矫治,后牙也将出现不利改变,但去除扩弓矫治器后,𬌗关系可随着复发的发生而恢复正常,而口呼吸的矫治效果却不变。

(2)前庭盾:在口呼吸不良习惯的纠正中,前庭盾较为常用。此处使用的前庭盾,类似于功能矫治器,矫治器不施力,前部不与牙齿接触,边缘延展至前庭沟底,制作时应在前牙对刃的基础上咬颌蜡并制作,前庭盾具有一定厚度,一般为2～2.5 mm。初戴时,盾前部可磨出几个小孔,随着治疗的进展,逐渐以自凝塑胶封闭这些小孔。戴此矫治器时,还可进行唇肌功能的训练,同时还有导下颌向前的作用。总之,前庭盾使口周正常的肌肉力量平衡,从而达到矫治口呼吸不良习惯的目的。

二、牙弓关系不调的矫治

在乳牙𬌗与替牙𬌗时期,一些影响患者功能和颅面正常生长发育的错𬌗,需要进行治疗。

(一)前牙反𬌗

在乳牙与替牙期常可见前牙反𬌗的存在,牙源性者较多见,也有因前牙错𬌗阶段所致的𬌗干扰而造成下颌功能性前伸,如不及时矫治,不能引导下颌的正常生长发育,则易形成骨性Ⅲ类错𬌗。

1.调𬌗法

一些患者由于正中𬌗位时的早接触、𬌗干扰(最常见是乳尖牙的干扰),导致下颌前伸。这类患者在正中关系位时,前牙呈对刃或浅覆盖关系(下颌可以后退)。正中𬌗位时反覆盖、反覆𬌗较小,可以采用调𬌗法进行矫治。用咬颌纸检查患者从正中关系至习惯𬌗位运动时的干扰点,分次调磨早接触的点,直至正中关系位时前牙建立正常的覆𬌗、覆盖关系;闭口时闭口道正常,后牙建立正常咬颌关系。

2.下颌联冠斜面导板

该矫治器适用于功能性乳前牙反𬌗、反覆𬌗深、反覆盖小的患者。联冠斜导包括下颌 6 个乳前牙,斜面导板的角度约 45°,用氧化锌糊剂粘于患儿下前牙上。斜面导板的斜面与上切牙舌面接触,引导患儿放弃原来的习惯性𬌗位而至正中关系位。一般戴用 2 周左右,上前牙即可发生唇向移动,下颌可以回到正中关系位,恢复正常的闭合道。若超过 1 个月后,患者仍未发生相应的改变,则应考虑改换矫治器。戴此矫治器时,患儿只能进食软质食物。

3.上颌𬌗垫矫治器

对于因上前牙舌向错位造成的前牙反𬌗,可使用上颌𬌗垫矫治器。后牙需要有足够的固位牙,矫治器前部每个舌向错位的牙上要做一个双曲舌簧,通过调整舌簧加力来矫治前牙反𬌗。

4.下颌后退位殆垫

由于干扰等原因造成的下颌功能性前伸与下颌前部间隙的患者,可用此矫治器。殆垫在患者下颌后退至正中关系的位置上制作,前部加唇弓,通过双曲唇弓加力内收下前牙而达到矫治反殆的目的。

(二)后牙反殆与下颌偏斜

上颌牙弓的狭窄或不良口腔习惯(如吐舌、吮指等)均可能造成单侧或双侧后牙反殆。同时早接触的存在常会使患者闭口时产生偏斜,从而造成单侧后牙的反殆,下牙弓中线偏向反殆侧。少数乳牙或混合牙列期患儿的单侧后牙反殆是由乳尖牙的殆干扰造成的,仅可通过调殆消除干扰,即可使下颌恢复正常的闭口道而矫治单侧后牙的反殆。在早期后牙反殆的矫治中,常用以下两种矫治器。

(1)有扩弓簧和分裂基托的上颌扩弓矫治器:这种矫治器应设计足够的固位装置,否则加力后易脱离牙弓。同时,该矫治器的矫治效果依赖于患儿的合作。

(2)可调式舌弓矫治器中有"W"形弓与四角腭弓矫治器:通过磨牙带环与牙弓相连(可焊接或穿过带环腭侧圆管),加力后可进行扩弓治疗。四角腭弓比"W"形弓更富有弹性。在矫治器调整使用时,应注意不要压迫腭黏膜和牙龈组织。

(三)上前牙前突

在乳牙或替牙早期的上前牙前突问题,多数是牙性的,且多因吮指与咬下唇等不良习惯造成。当上前牙前突严重影响美观或易使前牙受伤时,即需矫正。当上颌牙弓中存在间隙且覆盖较大时即可使用活动或固定矫治器进行治疗,但应注意,要用口外弓加强支抗。

1.活动矫治器

用哈莱矫治器的双曲唇弓,每月调整 1.5～2.0 mm,可使牙齿移动 1 mm。应注意,加力的同时需缓冲腭侧基托 1～1.5 mm。每次复诊时均需对唇弓和基托进行调整。对于覆殆较深的患者,应首先戴用平面导板矫治器,待覆殆问题解决之后,再内收上前牙。

2.固定矫治器

一般在磨牙上粘带环,前牙粘着托槽。利用弓丝的关闭曲或弹力链内收前牙。关闭曲每月每侧打开 1 mm,注意增强支抗。如果不是每个牙齿均粘着托槽,在矫治过程中应注意调整力的大小,不要将未黏托槽的牙齿挤出牙列。

(四)前牙开殆

乳牙与磨牙早期的前牙开殆,多数是不良口腔习惯(如吮指、咬唇等)造成的。早期时,如颌骨关系正常,随着口腔不良习惯的纠正,恒牙前牙的开𬌗情况也会得到改善。治疗一般也是针对牙弓狭窄的扩弓治疗与上前牙唇倾的内收。前牙的开𬌗一般不做特殊的治疗,但如果口腔不良习惯得不到控制,就会造成骨性的开𬌗。

(五)前牙深覆𬌗

乳牙与替牙早期的深覆𬌗应分析原因,即是后牙萌出不足还是前牙萌出过度造成的。除较深的覆𬌗给龈组织造成创伤外,一般情况下前牙的深覆𬌗均推迟到恒牙期矫治。

1.后牙萌出不足

后牙萌出不足可用带平面导板的上颌活动矫治器。前部平面导板使磨牙脱离咬颌接触从而促进磨牙的萌出,但是磨牙的萌出是难以控制的因素。矫治器需全天戴用几个月,建立了正常的垂直向关系之后,矫治器仍需戴用几个月,以防复发。

2.前牙萌出过度

治疗前牙萌出过度有一定的难度,需要控制上、下前牙的萌出或压低这些牙齿。这种牙齿运动需要温和而持续的力量。力的大小应精确控制且需增加支抗。治疗可用多用途唇弓,通过相对压低前牙而达到矫治的目的。治疗中应注意磨牙的旋转和唇弓对龈组织的损伤。一般情况下,这种治疗要推迟至恒牙初期。

三、替牙障碍

(一)乳牙早失

乳牙早失时常因邻牙的倾斜或对𬌗牙齿的过长而形成牙列不齐。研究表明乳牙缺失后,缺隙在最初 6 个月内减少的量最多。对于以下情况者应进行缺隙的保持:邻牙明显向缺隙移动、后牙没有良好尖窝关系、缺牙引起继发性不良口腔习惯、缺牙加重现有的错𬌗(如牙列拥挤、Ⅱ类错𬌗者下颌牙早失、Ⅲ类错𬌗者上颌乳牙没有早失)及所有继替恒牙胚存在。

1.丝圈式保持器

此型保持器在邻近缺隙的一侧牙上放置带环,并焊上较硬的钢丝,抵在缺隙另一端的邻牙上。丝圈要足够宽,且不妨碍恒牙的萌出,同时钢丝不能压迫牙龈组织。由于放置带环的牙易脱钙,一般带环放于乳磨牙上。需注意的是丝圈式保持器不能预防缺隙对𬌗牙齿的过长。

2.局部义齿缺隙保持器

当一个牙段早失牙超过一个或两侧均有乳牙的早失时,常用局部义齿缺隙保持器,在保持缺隙的过程中,还能发挥一定的功能作用。保持器上需设计卡环,乳尖牙处的卡环应不妨碍恒切牙萌出过程中乳尖牙的向远中移动。要定期复诊,必要时去除或调整此牙上的卡环。

3.远中靴形缺隙保持器

此型缺隙保持器用于第一恒磨牙未萌出之前及第二乳磨牙早失时。在第一乳磨牙上放置带环,远中焊 0.9 mm 不锈钢丝,在拔除第二乳磨牙后,即黏接该保持器。此保持器远中有一引导面伸入牙槽中与第一恒磨牙近中边缘嵴下方1 mm处接触,以引导第一恒磨牙正常萌出。大部分患者能很好适应该保持器,但应注意,亚急性心内膜炎者慎用,因为安装使用此保护器可增加感染机会。

4.舌弓保持器

对于多数乳磨牙早失,恒切牙已萌出的患者可以使用。一般在乳磨牙或两侧第一恒磨牙上置带环,内焊不锈钢丝与恒切牙舌隆突接触,保持牙弓长度,防止后牙的前移。当前移覆𬌗较深时,有时上颌舌弓会妨碍前牙的咬颌。此时,可改成 Nance 弓或腭杆进行保持。

(二)恒牙早失

因乳牙根尖或牙周病变破坏了恒牙胚的牙囊,致恒牙牙根形成不足 1/3 时恒牙即开始萌出。此时易导致恒牙的感染或脱落,临床上常制作阻萌器,延迟此类恒牙的萌出。常用的阻萌器有丝圈式缺隙保持器上加焊一通过早萌牙𬌗面的横杆或做义齿缺隙保持器加𬌗支托。

(三)恒牙迟萌或阻生

乳牙脱落后,继替恒牙牙根已基本形成但仍未萌出者为迟萌或阻生。对于迟萌或阻生的牙齿可通过手术暴露部分牙冠,并施以矫治力导萌的方法使其萌出。但在牙齿导萌之前应确保牙弓中存在足够的间隙,综合考虑是否需要拔牙正畸治疗。

(四)恒牙异位萌出

恒牙萌出过程中,由于牙量、骨量不调或恒牙牙胚过大,致使不是先导牙牙根吸收,而是邻牙的牙根吸收,造成了恒牙的异位萌出。当异位牙萌出时,可先不做处理,定期观察邻牙牙根吸收的情况。有一半患者可以自行调整。不能自行调整者,适当做处理。最常见的恒牙异位萌出致邻牙压根吸收是第一恒磨牙对第二乳磨牙牙根和侧切牙对乳尖牙牙根的影响。

1.第一恒磨牙的异位萌出

可在局部麻醉下应用 0.4 mm 的铜丝通过龈下接触点,并在𬌗方面结扎,复诊过程中逐渐加力使第一恒磨牙向远中方向萌出。对于铜丝难以通过者,可通过弯制各种竖直弹簧直立第一恒磨牙。对于第二乳磨牙根吸收严重导致早失者,应用缺隙保持器及时保持间隙。

2.恒侧切牙异位萌出

侧切牙的异位萌出常导致乳尖牙的早失。若双侧乳尖牙早失或乳尖牙的早失未引起牙弓中线的偏斜者,可用固定舌弓保持间隙。若已经引起牙弓中线偏斜,则应及时拔除对侧乳尖牙后用舌弓保持。

四、骨性错𬌗的生长改良

如果患者存在颌骨间关系的不调,最理想的办法是通过生长改良来矫治,使患儿的骨性问题在生长发育中得到解决。生长改良的目的在于改变患者颅面生长发育的表达,即改变生长方向和生长量。无论使用功能矫治器还是口外力,都是通过力直接作用于牙齿上再传至颌骨而影响下颌髁突或上颌骨缝的生长的。颌骨的生长改良即是通过刺激颌骨的生长,为上、下颌骨生长创造不同的速度来达到矫治颌骨间关系不调的目的。生长改良这一治疗方式,主要是治疗中骨的变化,应尽量减小牙的变化;牙的变化占主要成分时,生长改良就是失败的。

(一)生长改良时间

若应用矫治器进行生长改良,患者必须处于生长发育之中。虽然乳牙期时患儿处于生长发育较迅速的时间,但在这个时期进行生长改良的矫治时间较短,但矫治后容易复发,这是因为颌骨仍按原来的方向生长。如果患儿开始治疗的时间过早,在替牙期时仍需继续治疗,需要人为地延长治疗时间。因此,对于一般颌骨畸形的患者,生长改良开始的时间应在替牙期青春期前 1～3 年,此时生长改良的结果能够较稳定地维持。一般情况下,对于骨骼畸形严重者应较早治疗。存在骨骼畸形的患者 50% 需要进行二期治疗,第一期是生长改良消除或减轻颌骨间关系的不调,第二期是矫正余留下来的牙齿问题。

(二)下颌发育不足的矫治

许多Ⅱ类骨性错𬌗下颌发育不足的患者多是由下颌较小或下颌位置偏后引起的。对于这类患者,主要是通过戴用可以刺激下颌生长的矫治器进行治疗。功能矫治器通过前移后缩的下颌改变髁突周围组织的张力从而刺激下颌的生长,一般来讲,功能矫治器可加速下颌的生长,但对增加下颌大小的远期效果较难肯定。

1.矫治前准备工作

当决定使用功能矫治器进行治疗和确定了矫治目标之后,必须仔细检查上前牙位置,因为用功能矫治器治疗下颌发育不足的患者,需要将下颌骨向前导 4～6 mm。一般情况下,患者具有较大的覆盖,但也有患者由于安氏Ⅱ₂类错𬌗或安氏Ⅱ₁类错𬌗的拥挤造成的切牙的错位会产生干扰,影响下颌前移。这类患者治疗的第一步是使上切牙直立或唇向倾斜和排齐前移,创造覆盖,以利于下颌前移建立工作咬颌,根据患者需要改变的牙齿数量等情况可选择活动矫治器或固定矫治器。为避免上切牙排齐后的舌向复发,在戴用功能矫治器前应保持几个月。

2.功能矫治器的作用

对于下颌发育不足所致的骨性安氏Ⅱ类错𬌗,功能矫治器的工作咬颌是使下颌前移、髁突移开关节窝而刺激髁突的生长,一般功能矫治器下颌前移量一次不超过 4～6 mm,切牙不超过对刃关系,否则患者会感到不适。下颌前移时需保持两侧对称,除了需要纠正下颌偏斜的患者。后牙区域一般分开 4～5 mm,若以限制矫治中牙齿萌出的变化为主要目的,应减小后牙区打开间隙至 3～4 mm,后牙𬌗面加𬌗支托。对于面下部高度较大的患者,可通过加大后牙区域咬颌打开的距离至 5～6 mm,以刺激肌肉等软组织的收缩,而限制磨牙的萌出。Ⅱ类错𬌗患者常用的功能矫治器为活动型(如 Activator 或 Bionator 矫治器)或固定型(如 Herberst 矫治器)。

(三)上颌骨发育过度的矫治

安氏Ⅱ类错𬌗患者的上颌骨发育过度常有垂直向及前后向的成分。这两点均会造成Ⅱ类错𬌗,因为在上颌向前、向下运动时,下颌向后、向下旋转,表现出对下颌向前生长型限制。治疗的目的是限制上颌的生长以使下颌向前生长与上颌相适应,常用的矫治器是口外力矫治器。

1.口外力的作用

口外力作用于骨缝上从而减小上颌骨向前、向下的生长。对于生长发育期的儿童,口外力基本上是通过头帽或颈带作为支抗的口外弓作用于上颌第一磨牙。其戴用时间为每天 12～14 小时,力量每侧为350～450 g,过大的力量(超过 1 000 g)会对牙齿及支抗结构造成伤害但并不会增加对颌骨生长改良的效果。牵引力的方向应根据患者的垂直向关系而定。牵引力向远中向下,将会加速上颌的垂直向生长,并使下颌向下向远中移动;牵引力向上后将会限制上颌骨的垂直向生长,对于短面型的Ⅱ类错㖤患者应慎用。在使用口外力时,力量直接作用于上磨牙上,不可避免的引起上磨牙的远中移动,但应注意尽量使磨牙整体移动,避免远中倾斜移动。磨牙的伸长和压入要视所期望的上、下颌垂直向变化而定。大部分Ⅱ类患者在使用口外力时不希望出现磨牙的伸长,因为这会限制下颌向前生长。

2.头帽的选择

头帽选择有以下几点。

(1)支抗的部位:高位牵引、颈牵引与联合牵引。高位牵引施于牙齿与上颌以向后上的力量,颈牵引为向前下方的力,联合牵引根据两部分的分力大小而定。支抗部分的选择根据患者最初的垂直面形而定。

(2)头帽与牙齿的连接方式:常规的方式是面弓与磨牙颊管连接,也可以将面弓与上颌活动矫治器相连(常为上㖤板或功能矫治器),在上颌垂直向发育过度的患者中较常见。

(3)上颌与牙齿是整体移动还是倾斜移动:只有作用力线经过牙齿与上颌的抗力中心时,才不发生旋转。磨牙的抗力中心在根中根颈 1/3 交界处,上颌骨抗力中心位于前磨牙区牙根之上。

3.口外弓应用注意事项

在Ⅱ类错㖤导下颌向前的患者,使用口外弓时,应将口内弓对称性调宽,约 2 mm,对上颌产生一定的扩弓作用,戴入时应稍压紧内弓,否则前导下颌易产生后牙段的反㖤。内弓部分仅在磨牙颊面管处与牙齿接触,其他部位内弓均离开牙面 3～4 mm。口外弓调整后应产生理想的力且与颊部离开几个毫米。应用时还应注意不断调整口外弓的位置,因为牵引有时会改变位置。

(四)上颌骨发育不足的矫治

由于上颌骨发育不足而造成的安氏Ⅲ类错㖤较容易发现,也是替牙期中最难矫治的一类错㖤。对于这类上颌骨发育不足的患者,早期治疗是必要的。

1.前方牵引面具矫治器

这种矫治器的应用,使由于上颌骨发育不足而造成的Ⅲ类错㖤能很快地得以矫正,矫治效果一般在 6 个月即可表现出来,通过上颌骨的前移(2 mm 左右)、上颌牙列前移及抑制下颌骨的向前生长、改变其生长方向来完成。对于治疗前有前下面高过大的患者应慎用。前方牵引矫治器最适合在上颌恒中切牙萌出所处的发育期时使用。只有在利用牵引面具矫正,使牵引建立 4～5 mm 覆盖关系时才能停止,因为有一定的复发。矫治结束之后,一般距固定矫治器的戴用还有较长一段时间,此阶段可戴用活动保持器或 FR-Ⅲ型矫治器进行保持。

2.功能矫治器

FR-Ⅲ型矫治器是治疗由上颌骨发育不足所致的安氏Ⅲ类错𬌗很有效的口内装置,且较前方牵引装置隐蔽,患者除用餐及刷牙外全天均可戴用。FR-Ⅲ型矫治器所产生的矫治效果与前方牵引面具相同,只是矫治效果比牵引面具要慢,一般治疗需 1～2 年。但是,由于 FR-Ⅲ型矫治器带有唇挡和颊屏,因此对软组织作用的调节比面具矫治器强,尤其对于那些存在上颌肌肉兴奋亢进的患者。

(五)垂直发育过度的矫治

骨性开𬌗或长面综合征的患儿一般具有正常的面上部和上颌高度。这些患者上颌后部向下倾斜、前牙开𬌗且几乎均有后牙的过度萌出。许多患者下颌升支较短、下颌平面较陡,前后面高比例失调,理想的治疗是控制垂直向生长,使下颌向前、向上旋转。但是,垂直向的生长发育持续的时间较长,能持续到青春期后期。所以,即使替牙期的生长改良是成功的,积极的保持仍需持续若干年。

1.上颌磨牙的高位牵引

垂直向过度发育的处理方法是保持上颌的垂直位置,并用高位牵引头帽限制上磨牙的萌出。牵引的方式同Ⅱ类错𬌗的矫治。

2.上颌平面导板加高位牵引头帽

在口外弓的舌侧加平面导板或另外戴用塑料𬌗垫与整个牙列牙齿接触。这种矫治器对于垂直向发育过度和上牙龈过多露出的患者是较有效的。但是,需要患者在较长的治疗时间内与医师很好的配合。

3.有𬌗垫的功能矫治器

戴用有后牙𬌗垫的功能矫治器,利用功能矫治器对上颌骨生长的限制作用及𬌗垫限制后牙萌出的作用达到矫治目的。在戴用功能矫治器后进行固定矫治器排齐时,也要戴用一个𬌗垫矫治器,因为固定矫治器排齐牙列时,不能抑制后牙的继续萌出。

4.高位牵引加有𬌗垫的功能矫治器

在有𬌗垫的功能矫治器前磨牙区的𬌗垫内埋入颊面管,在调整下颌向前移动的同时,控制磨牙的萌出,抑制上颌骨的向前生长。两个矫治器的联合使用,使得口外力作用点更接近于上颌骨的抗力中心,而不仅是作用于上颌第一磨牙上。同时,口外力的使用,对功能矫治器效果的维持是有效的。

五、序列拔牙

序列拔牙是一种常用于治疗牙与牙弓大小不调的早期治疗方法。通过有顺序地拔除一系列牙齿以利于恒牙的顺利萌出,这种治疗的结果通常要拔除 4 个前磨牙,但也不能排除系列拔牙后仍需使用矫治器。

(一)适应证

序列拔牙是一种较长期的治疗方法,需要正畸医师的严密监控。一般来讲,序列拔牙仅适用于安氏Ⅰ类错𬌗的患者,对于安氏Ⅱ类及Ⅲ类错𬌗的患者,替牙阶段主要是矫治颌骨间关系的不调。适用于进行序列拔牙矫治的患者应具备以下特征。

1.恒牙胚无缺失

决定进行序列拔牙治疗的患者,先进行全口牙 X 线片的拍摄。证明无恒牙缺失者才能继续治疗。

2.较严重的牙列拥挤

经替牙期间隙分析有中度以上的牙列拥挤者。

3.无明显颌骨关系的异常

颌骨间关系存在明显的异常者,替牙期需对颌骨关系异常进行矫治。

4.家属情况

父母存在较严重的牙列拥挤。

(二)序列拔牙的步骤

1.乳尖牙的拔除

一般在 7～7.5 岁,拔除上、下颌乳尖牙,有利于恒侧切牙的萌出、改善中切牙位置、预防尖牙的严重近中错位。但有时下尖牙的萌出早于第一前磨牙,故有时可先拔除第一乳磨牙以利于第一前磨牙早萌,避免尖牙牙胚远中移动而致的第一前磨牙阻生。序列拔牙中第一阶段是拔除乳尖牙还是乳磨牙要视患者的牙胚发育与错𬌗情况而定。

2.第一乳磨牙的拔除

9～10 岁时拔除第一乳磨牙,促进第一前磨牙的萌出。在此阶段仍需进行间隙分析以确定是否要拔除前磨牙。如是肯定的,则拔除第一乳磨牙。

3.拔除正在萌出的第一前磨牙

此期第一前磨牙的拔除,可促进尖牙的向远中移动,进入第一前磨牙的拔牙间隙,避免尖牙的近中错位。在这阶段拔牙前,需再次进行间隙分析后进行。

(三)序列拔牙的注意事项

序列拔牙治疗历时数载,需要正畸医师的严密监控和患者的良好配合。序列拔牙治疗的患者需要定期进行复查,每4个月取一次牙𬌗模型记录与曲面断层片,以利医师对拔牙的部位和拔牙时间作出正确的判断。如果患儿与家长能够很好的配合,能缩短疗程。

另外,一些患者在拔牙后的自行调整期间内,拔牙隙邻近的牙齿可能向缺隙倾斜或遗留数毫米的间隙,前牙会舌向移动、竖直,造成前牙的深覆𬌗。这些问题仍需戴用固定矫治器或平面导板矫治器进行治疗,否则将有可能引起更严重的错𬌗。

第二节　阻生牙与埋伏牙的矫治

牙齿因为骨、牙或纤维组织阻挡而不能萌出到正常位置称为阻生。轻微阻生时牙齿可能萌出延迟或错位萌出;严重时牙齿可能埋伏于骨内成为埋伏牙。阻生牙、埋伏牙在正畸临床较为常见,在安氏Ⅰ、Ⅱ、Ⅲ类错𬌗中都有发生。阻生牙、埋伏牙常发生在上颌中切牙、上颌尖牙、下颌第二恒磨牙和下颌第三磨牙。阻生牙的存在,给正畸治疗增加了难度,有时甚至给治疗结果带来缺陷。

一、上颌中切牙

(一)上颌中切牙的发育与萌出

上颌中切牙牙胚位于乳切牙的腭侧上方。出生前上颌中切牙牙胚即开始增殖、分化,出生后3~4个月牙冠开始矿化,4~5岁时矿化完成,7~8岁时开始萌出,但变异较大。大约在10岁时牙根发育完成。

中国儿童上颌中切牙萌出的时间,男性平均年龄为8.1岁,女性平均年龄为7.8岁。

(二)上颌中切牙阻生的患病情况

北京医科大学口腔医学院正畸科资料显示,在门诊错𬌗患者中,上颌中切牙阻生者约占2.3%,男性略多于女性。上颌中切牙阻生多发生于单侧,发生双侧者也可见到,还可见到合并侧切牙、尖牙同时阻生者。

(三)病因

1.乳切牙外伤

乳切牙易于受外伤,并因此影响到恒中切牙的正常发育,使中切牙牙根弯曲,发育延迟,而引起埋伏。应当注意的是乳切牙的外伤不易确定,一些原因不明的中切牙阻生很可能属于此类。

2.乳牙因龋坏滞留或早失

乳牙因龋坏滞留或早失使恒牙间隙不足而阻生。

3.多生牙

切牙区是多生牙的好发部位。多生牙位于中切牙萌出路径时,中切牙萌出将受阻。

(四)上颌中切牙埋伏阻生的处理

(1)X线检查可确定阻生中切牙牙齿的发育,包括牙冠、牙根的形态,有否弯根、短根,发育是否较正常侧中切牙延迟,是否有多生牙存在。阻生中切牙多位于唇侧,但应在X线片上确定牙齿的位置、方向及与邻牙的关系。

(2)多生牙引起的中切牙阻生,8~9岁时拔除多生牙后,中切牙能自行萌出,但萌出后多有位置不正,需进一步正畸治疗。

(3)10岁以上的患者,若中切牙埋伏阻生,应当先以正畸方法为阻生的中切牙开拓出足够的间隙,并且在弓丝更换至较粗方丝时,再进行开窗术。

(4)开窗多从唇侧进行,若中切牙浅表则可直接黏托槽;若中切牙位置较深,则宜做转移龈瓣开窗。黏托槽之后在托槽上置一结扎丝做成的牵引钩,或置一链状弹力圈,缝合龈组织,使牵引钩(弹力圈)末端露在创口之外以便牵引,这样处理有利于中切牙龈沿形态。注意手术时不要暴露过多的牙冠。

(5)弱而持久的矫治力牵引中切牙入牙列。

(6)对于冠根倾斜,唇舌向旋转,严重异常的埋伏阻生中切牙,可以手术暴露阻生牙牙冠的任何一部位,黏托槽并牵引出骨后再重新黏着托槽定位牙冠。

(7)牵引入列的中切牙宜过矫正使其与对𬌗牙覆𬌗偏深。有时中切牙唇向,牙冠较长,需要加转矩力使牙根舌向移入骨内。

(8)必要时行牙龈修整术。

(9)形态发育严重异常、严重异位或有可能伤及邻牙的埋伏阻生中切牙,确实无法保留时,可以拔除,并根据正畸的设计,近中移动侧切牙将其修复成为中切牙外形,或者保留间隙,以义齿修复。

二、上颌尖牙

(一)尖牙的发育与萌出

上颌恒尖牙牙胚位于乳尖牙腭侧的上方,下颌恒尖牙牙胚位于乳尖牙的舌侧下方。出生后尖牙牙胚即开始增殖、分化,4～5 个月时牙冠开始矿化,6～7 岁时矿化完成,上颌尖牙 11～13 岁时开始萌出,13～15 岁时牙根完成,下颌尖牙在 10～12 岁时开始萌出,12～14 岁时牙根完成。

我国儿童上颌尖牙萌出的时间,男性平均年龄为 11.3 岁,女性平均年龄为 10.8 岁;下颌尖牙男性平均年龄为 10.6 岁,女性平均年龄为 10.3 岁。

(二)上颌尖牙的萌出异常

1.原因

(1)上颌尖牙萌出路径较长,易于受阻而发生唇向或腭向错位。

(2)上颌尖牙是上前牙中最后萌出的牙齿,由于前拥挤的存在,使上尖牙萌出受阻。唇向异位的尖牙中 83％的患者有间隙不足。

(3)腭向异位的上颌尖牙遗传因素起主导作用,而与局部因素无关,如乳牙滞留、拥挤等。安氏Ⅱ类错𬌗患者尖牙阻生较多且有家族倾向。

2.患病率

根据瑞典的一项研究资料,上尖牙阻生错位萌出在自然人群中的患病率为 1.5％～2.2％,其中腭向错位占 85％,唇向错位占 15％,女孩比男孩上尖牙阻生的情况多见。

中国儿童上尖牙唇侧阻生错位的情况较多见,这是否与中国儿童牙列拥挤较为常见,或者为种族差异所致,尚待进一步研究。

下颌尖牙阻生错位的情况比上颌少见,Dachi 等报道为 0.35％。

3.错位尖牙造成的问题

(1)相邻侧切牙发育异常:研究表明,腭向错位的上颌尖牙患者中,约有 50％的患者伴有相邻侧切牙小或呈钉状,甚至先天缺失。小或钉状侧切牙牙根不易被腭向异位的尖牙牙冠压迫吸收,而正常大小的侧切牙牙根常位于异位尖牙的萌出道上,因而牙根容易受压吸收。

(2)邻牙的根吸收:上尖牙阻生伤及相邻切牙牙根的发生率为 12.5％～40％,女性比男性常见。牙根的受损是无痛性且呈进行性发展,可以造成邻牙的松动甚至丢失。

(3)阻生尖牙囊性变,进而引起局部骨组织损失,且可能伤及相邻切牙牙根。

(4)尖牙阻生增加了正畸治疗的难度和疗程,严重阻生的尖牙可能需要拔除。

(三)上颌尖牙阻生的早期诊断

萌出过程正常的上颌尖牙,在萌出前 1～1.5 年,可在唇侧前庭沟处摸到硬性隆起。有资料表明,男孩 13.1 岁,女孩 12.3 岁时,80％的尖牙已萌出。因此在 8 岁或 9 岁时应开始注意尖牙的情况以便及早发现错位的尖牙,特别是对有家庭史、上侧切牙过小或先天缺失的患者。临床上如有以下情况应进行 X 线检查。①10～11 岁时在尖牙的正常位置上摸不到尖牙隆起。②左右侧尖牙隆起有明显差异。③上侧切牙迟萌,明显倾斜或形态异常。

X 线片包括口内根尖片、全口曲面断层片、前部拾片,有条件者可拍摄前部齿槽断层片,以精确的确定埋伏阻生牙的位置是唇向或者腭向、侧切牙牙根是否受累。侧切牙牙根受损在根尖片上常不能确诊。

(四)上颌尖牙阻生的早期处理

(1)如果早期诊断确定上颌恒尖牙阻生而牙弓不存在拥挤时,拔除乳尖牙后绝大多数阻生的恒尖牙可以正常萌出。有研究报道一组 10～13 岁上尖牙严重错位、牙弓不存在拥挤的患者,在拔除乳尖牙后,78％的腭侧阻生的恒尖牙能自行萌出到正常位置;如果 12 个月后 X 线片无明显改善者,恒尖牙将不能自行萌出。拔除上颌乳尖牙使恒尖牙自行萌出的适应证如下:①牙弓无拥挤。②尖牙腭向异位。③10～13 岁。

(2)对伴有牙列拥挤的患者,单纯拔除乳尖牙对恒尖牙的萌出并无帮助,必须同时扩展牙弓、解除拥挤,才能使恒尖牙正常萌出。

(五)上颌尖牙埋伏阻生的处理

患者年龄超过 14 岁而上颌尖牙仍未萌出者,应考虑到上颌尖牙埋伏阻生的可能性,并以 X 线检查确定尖牙的位置、发育和形态。

1.治疗方法

(1)外科开窗暴露尖牙冠,再用正畸方法使尖牙入牙列。

(2)拔除埋伏尖牙,然后再行下列处置。①正畸方法:用第一前磨牙代替尖牙。②修复尖牙或种植。③自体移植。其中以外科开窗后正畸牵引的使用最为广泛。

2.唇侧埋伏阻生上颌尖牙的处理

(1)如果间隙足够或经正畸开展后足够,唇侧埋伏阻生的尖牙有可能自行萌出。因此正畸治疗开始6～9个月不考虑外科开窗,而只进行排齐、整平、更换弓丝至 0.45 mm×0.625 mm(0.018 英寸×0.025 英寸)方丝。

(2)若在方丝阶段尖牙仍未萌出,则应外科暴露阻生尖牙冠。根据尖牙的位置有以下术式:①根尖部复位瓣。②侧方复位瓣。③游离龈移植。④闭合式助萌技术。

其中闭合式助萌术是最好的方法,即剥离升高龈瓣,暴露尖牙冠,黏合附件后缝合瓣,使之覆盖牙冠。此法能获得较好的龈缘形态,但若托槽脱落,则需再次手术和黏托槽。

应当注意的是当埋伏的尖牙冠与侧切牙根相邻时,会造成侧切牙牙冠倾斜。此种情况下,只有在外科手术后将尖牙从侧切牙根区移开,才能排齐整平侧切牙,否则可能伤及侧切牙牙根。

3.腭侧埋伏阻生上颌尖牙的处理

(1)因为腭侧的骨板和黏膜较厚,腭侧阻生的尖牙很少能自行萌出,所以必须外科开窗助萌。

(2)腭侧阻生的上颌尖牙有粘连牙的可能。这在年龄较小的患者中少见,但在成人中却可见到。因此,对拥挤伴尖牙埋伏的患者特别是成年患者应当小心。若治疗需要拔除前磨牙,应当在先处理埋伏尖牙,待埋伏尖牙在正畸力作用下开始正常移动之后再拔除前磨牙。那种认为由外科医师“松解”粘连牙,然后再行正畸移动的观点并不可靠,因为外科医师很难做到“适当”的“松解”,且牙齿“松解”之后可再度粘连。

(3)外科开窗后,腭侧阻生牙很少能自动萌出。开窗之后必须开始牵引,因为萌出过程太慢,组织可能愈合导致需要第二次开窗。

(4)腭侧埋伏尖牙的开窗术,应检查尖牙的动度,特别是对成年患者,若尖牙为粘连牙,应更改矫治设计,拔除尖牙。

(5)以方形弓丝稳定牙弓,使用弱而持久的力牵引尖牙入牙列,防止牵引过程中邻牙的压低和唇舌向移位。为使尖牙顺利入列,为尖牙准备的间隙应比尖牙稍大。

(6)有研究表明,在成年患者腭侧阻生尖牙的治疗过程中,有 20% 出现死髓,75% 发生颜色的改变。因此,要告知患者这种风险,并要避免过分地移动牙齿。

(7)腭侧埋伏阻生的尖牙矫正后复发倾向明显,因此宜早期矫正旋转,进行足够的转矩控制使牙根充分向唇侧移动,必要时行嵴上牙周环形纤维切除术,并使用固定保持。

(8)上颌尖牙腭侧阻生是正畸临床中的疑难患者,疗程将延长 6 个月,并存在若干风险,对此应有预估并向患者说明。

(六)下颌尖牙埋伏阻生

下颌尖牙埋伏阻生很少见。若出现埋伏阻生,多在侧切牙的舌侧。治疗程序为开拓间隙,方形弓丝稳定牙弓,外科开窗暴露埋伏尖牙冠、黏托槽、牵引。埋伏阻生的下颌尖牙偶有粘连而不能萌出。

(七)尖牙异位萌出

1.尖牙-前磨牙异位

尖牙-前磨牙异位是最常见的牙齿异位。

2.尖牙-侧切牙异位

见于下颌。已完全萌出的异位尖牙很难用正畸的方法将其矫正到正常位置。

(八)尖牙拔除

正畸治疗很少拔除尖牙,唇向异位的上颌尖牙更禁忌拔除。尖牙拔除的适应证如下。

(1)尖牙位置极度异常,如高位且横置的埋伏上尖牙。

(2)尖牙位置造成移动的危险,如尖牙埋伏于中、侧切牙之间。

(3)尖牙粘连。

(4)尖牙牙根存在内吸性或外吸性,尖牙囊肿形成。

(5)患者不愿花更多的时间治疗。

三、下颌第二恒磨牙

(一)下颌第二恒磨牙的发育与萌出

下颌第二恒磨牙牙胚位于第一恒磨牙远中牙槽突内,出生前下颌第二恒磨牙牙胚即开始增殖,2.5～3 岁时牙冠开始矿化,7～8 岁时矿化完成,11～13 岁萌出,所以又称"12 岁磨牙",根形成在 14～16 岁。

中国儿童下颌第二恒磨牙的萌出时间男性平均年龄为 12.5 岁,女性平均年龄为12.0 岁。

(二)下颌第二恒磨牙阻生的处理

下颌第二恒磨牙阻生在临床上随时可见,并有可能伴有囊性变。根据阻生的严重程度,处理方式不同。

1.下颌第二恒磨牙轻度阻生

(1)第二恒磨牙前倾,远中可能已露出牙龈,近中与第一恒磨牙牙冠相抵,第二恒磨牙的近中边沿嵴位于第一恒磨牙远中外形高点的下方。此时可以采用弹力分牙圈松解两牙的接触点,使第二恒磨牙自行萌出。有时第一恒磨牙带环对第二恒磨牙的萌出起阻挡作用,应暂时去除带环,改为黏着式颊面管。

(2)因阻生造成下颌第二恒磨牙舌倾的情况较为常见,若同时存在上颌第二恒磨牙颊向或颊倾,两牙将形成正锁𬌗关系。第二恒磨牙的锁𬌗在其萌出过程中,矫正比较容易。简单地黏着托槽或颊面管,以细丝纳入即可使其进入正常萌出位置。第二磨牙建𬌗后,锁𬌗的矫正相对困难,患者年龄越大,矫治难度越大。矫治的方法有两种:锁𬌗牙齿颌间交互牵引,或方形弓丝对第二恒磨牙加转矩(上颌冠舌向,下颌冠颊向)。交互牵引作用较强,但却有升高后牙的不利效果。应当注意的是锁𬌗牙的矫正需要间隙,当后段牙弓存在拥挤时,可能需要减数,如拔除第三磨牙。

2.下颌第二恒磨牙严重阻生

(1)当第三磨牙缺失或过小时,可行外科开窗暴露第二恒磨牙牙冠,然后用正畸方法使其直立。

(2)当第三磨牙发育正常时,可以拔除阻生的第二恒磨牙。若患者年龄较小(12~14岁),第三磨牙可自行萌出到第二恒磨牙的位置;若患者年龄较大,则往往需要正畸辅助治疗。

有关研究表明:下颌第三磨牙牙胚的近、远中倾斜度对其最终位置并无影响,第二磨牙拔除之后,第三磨牙牙胚的倾斜度有减小的趋势;同样,舌倾的第三磨牙也不是拔除第二磨牙的禁忌证,在拔除第二磨牙后,许多舌倾的第三磨牙变得直立。在第三磨牙发育早期,牙胚与第二恒磨牙之间常存在间隙,此间隙将在发育中消失,因而此种情况也不是拔除第二恒磨牙的禁忌证。

一般来说,第二磨牙越早拔除,等待第三磨牙萌出的时间越长,疗程也越长。但临床上为治疗牙列拥挤,常需要较早拔除。拔除下颌第二恒磨牙后,许多患者需要正畸辅助治疗,使第三恒磨牙达到正常位置,因此治疗时间要延至第三磨牙萌出后,对此医患双方应达成共识。

(三)直立下颌第三磨牙的方法

下颌第二磨牙阻生且在正畸治疗中被拔除的患者,或者拔除前磨牙后,下颌第三磨牙已萌出、但位置不正的患者,需要用正畸方法直立。

1.一步法

一步法适用于轻中度近中倾斜阻生的患者。在部分萌出的下颌第三磨牙颊侧黏颊面管,其余牙齿全部黏托槽,或者仅第一磨牙黏托槽,两侧第一磨牙之间的舌弓相连加强支抗,以螺旋弹簧远中移动并直立第三磨牙。

2.二步法

二步法适用于近中倾斜较明显,不可能在颊侧黏颊面管的患者。治疗可延至18～19岁,下颌第三磨牙无法自行调整位置时进行。先在𬌗面黏着颊面管使片断弓和螺旋弹簧对第三磨牙冠施加远中直立力,当第三磨牙位置改善之后,再在颊侧粘颊面管继续治疗。

四、下颌第三磨牙

(一)第三磨牙的发育与萌出

第三磨牙的发育、矿化与萌出在个体之间有很大的差异。开始发育可早至5岁或晚至16岁,一般多在8～9岁。有的儿童牙冠的矿化早至7岁,有的却晚至16岁,一般在12～18岁牙冠矿化完成,18～25岁牙根发育完成。萌出时间也很不相同。Hellman报道平均年龄为20.5岁。Haralabakis报道平均年龄为24岁,Fanning报道女性平均年龄为19.8岁,男性平均年龄为20.4岁。

发育较早的第三磨牙并不总是萌出较早。许多调查显示,70%以上的下第三磨牙变为阻生,也有报道10%的第三磨牙不发育而先天缺失。

下颌第三磨牙矿化的早期,𬌗面稍向前并向舌侧倾斜,以后随着升支内侧骨的吸收、下颌长度的增加,牙胚变得较为直立。与此相反,上颌第三磨牙向下、向后并常常向外萌出,因此有造成深覆盖或正锁𬌗的可能。由于舌肌和颊肌对上、下颌第三磨牙牙冠作用,而将使其自行调整,但若间隙不足,则锁𬌗将发生。

(二)下颌第三磨牙阻生的发生率

由于样本不同,阻生的定义不同,下颌第三磨牙阻生率报道的结果差别很大。在许多人群中下颌第三磨牙的阻生率可能为25%或更高。另外,在正畸临床"不拔牙矫治"的患者中,30%～70%的患者将可能发生下颌第三磨牙阻生。

(三)病因

由于人类进化中颌骨的退缩,使位于牙弓最后的第三磨牙常常因间隙不足而发生阻生。除了这一种族化的背景之外,以下局部因素可能与第三磨牙阻生有关。

(1)下颌骨较小,生长方向垂直。

(2)下颌宽度发育不足。

(3)第三磨牙发育延迟,将使阻生的可能性增加。

(4)第三磨牙萌出角度不利。

(四)下颌第三磨牙阻生的类型

根据 Richardson 研究,下颌第三磨牙阻生分为以下 5 种类型。

1.萌出角减小

第三磨牙殆面与下颌平面形成的夹角,即第三磨牙萌出角逐渐减小,第三磨牙逐渐直立,但仍不能完全萌出。此种类型占阻生下颌第三磨牙的 46%。

2.萌出角保持不变

此种类型占阻生下颌第三磨牙的 13%。

3.萌出角逐渐增大

牙齿生长时向近中更加倾斜,导致萌出角逐渐增大水平阻生。此种类型占阻生下第三磨牙的 41%,且无法预测。

4.萌出角发生有利改变

萌出角发生有利改变但因间隙缺乏,仍不能萌出形成垂直阻生。

5.萌出角过度减小

萌出角过度减小致第三磨牙向远中倾斜阻生,此种情况不多见。

Richardson 认为下颌第三磨牙萌出行为的不同是因其牙根发育的差异。当近中根发育超过远中根时萌出角减小,牙齿逐渐直立;而当远中根发育超过近中根时,萌出角增大,牙齿更向近中倾斜。

(五)正畸治疗对下颌第三磨牙萌出的影响

1.不拔牙矫治

不拔牙矫治增加了第三磨牙阻生的可能性,这是因为治疗中常需要将下颌第一磨牙和第二磨牙远中倾斜。同样的原因,口外弓推上颌磨牙向远中,减小了上第三磨牙的可利用间隙,使第三磨牙阻生的可能性增加。

2.第二磨牙拔除

拔除第二磨牙后,第三磨牙萌出空间明显增大,几乎所有患者的第三磨牙都可以萌出,但萌出的时间却相差很大,很难预测。虽然上颌第三磨牙常可自然萌出到正常位置,但下颌第三磨牙位置常需正畸直立,将使治疗延长到 20 岁左右。

3.前磨牙拔除

一般认为,前磨牙的拔除能增加第三磨牙萌出的机会。Ricketts 发现前磨牙拔除能为下颌第三磨牙提供 25％以上的间隙,有 80％的第三磨牙能萌出,而不拔牙矫治的对照组中下第三磨牙萌出仅占 55％。Richardson 认为,从为下颌第三磨牙提供间隙的观点看,第二前磨牙拔除比第一前磨牙拔除更好。

大多数拔除前磨牙的患者磨牙前移 2～5 mm,然而增加的这一间隙并不总能使第三磨牙萌出。对前牙严重拥挤或明显前突的患者,拔牙间隙应尽可能用于前牙的矫正,第三磨牙增加的间隙更是有限的。因此拔除 4 颗前磨牙的患者有时仍然需要拔除 4 颗阻生的第三磨牙,总共是 8 颗牙齿,应当将这种可能性事先向患者说明。

(六)第三磨牙拔除的适应证

(1)反复发作冠周炎。

(2)第二磨牙远中龋坏或第三磨牙不用于修复。

(3)根内或根外吸收。

(4)含牙囊肿。

(5)因第三磨牙造成的牙周问题波及第二磨牙。

(6)正畸治疗。

正畸治疗为解除拥挤而拔除第三磨牙的情况并不多见,但多曲方丝弓矫治技术常设计拔除第三磨牙,直立后牙,矫治开𬌗。对于正畸治疗后为预防下前牙拥挤复发而拔除无症状的第三磨牙的做法目前仍存在分歧。一项对正畸治疗完成后第三磨牙未萌出的追踪研究发现,某些患者出现第二磨牙牙根吸收,第二磨牙远中牙槽嵴降低,因此,这样的患者应每 2 年对第三磨牙进行一次 X 线检查,必要时再行拔除。

第三节　安氏Ⅰ类错𬌗

安氏Ⅰ类错𬌗从广义上讲是磨牙为中性关系的所有错𬌗畸形。一般是指牙列拥挤、牙间隙和双牙弓前突。

一、牙列拥挤

牙列拥挤最为常见,60％～70％的错𬌗畸形患者中可见到牙列拥挤的存在。牙列拥挤分为单纯拥挤和复杂拥挤。

单纯拥挤表现为牙齿因间隙不足而排列错乱,并因此影响到牙弓形态与咬颌关系。单纯拥挤可视为牙性错𬌗,一般不伴有颌骨与牙弓间关系不调,也少有口颌系统功能异常,磨牙关系中性,面形基本正常。复杂拥挤时,除牙量不调造成的拥挤之外,还存在颌骨和牙弓间关系不调,并影响到患者的面形,有时还伴有口颌系统功能异常。复杂拥挤时拥挤本身只是一个症状,并不是错𬌗的主要方面。本节仅介绍单纯拥挤。

(一)病因

造成牙列拥挤的原因为牙量、骨量不调,牙量(牙齿总宽度)相对大,骨量(齿槽弓总长度)相对小,牙弓长度不足以容纳牙弓上的全数牙齿。牙量和骨量不调受遗传与环境两方面的影响。

(1)人类演化过程中咀嚼器官表现出退化减弱的趋势。咀嚼器官的减弱以肌肉最快,骨骼次之,牙齿最慢,这种不平衡的退化构成了人类牙齿拥挤的种族演化背景。

(2)牙齿的数目、大小、形态受遗传的控制较强,颌骨的大小、位置、形态在一定程度上也受遗传的影响。过大牙齿、多生牙及一些因颌骨发育不足造成的牙列拥挤与遗传因素有明显的关系。

(3)环境因素中乳恒牙的替换障碍对牙列拥挤的发生起重要的作用。乳牙早失,特别是第二乳磨牙早失,会造成牙弓长度的减小,恒牙萌出时因间隙不足而发生拥挤。乳牙滞留占据牙弓位置,后继恒牙不得不错位萌出而呈现拥挤。一些口腔不良习惯也能造成牙列拥挤,例如长期咬下唇可造成下前牙舌倾,合并拥挤。

(二)临床特点

牙列拥挤多发生在前牙部位,但也见于后牙部位。牙列拥挤表现为唇舌向、近远中向、高低位等各个方向的错位,后牙部位拥挤可造成后牙反𬌗、锁𬌗。牙列拥挤破坏了牙弓的正常形态,导致上、下牙列咬颌紊乱而影响正常口腔功能;妨碍局部牙齿的清洁,好发龋齿、牙周病;影响正常发育,严重者会因不良的𬌗关系的长期存在,引起颞下颌关节紊乱综合征。

(三)诊断

1.牙列拥挤的分度

牙列拥挤根据其严重程度分为 3 度。

(1)轻度拥挤(Ⅰ度拥挤):牙弓拥挤在 2～4 mm。

(2)中度拥挤(Ⅱ度拥挤):牙弓拥挤在 4～8 mm。

(3)重度拥挤(Ⅲ度拥挤):牙弓拥挤超过 8 mm。

2.牙列拥挤度的确定

牙列拥挤程度的确定依赖模型测量,替牙列使用 Moyers 预测法,恒牙列直接由牙冠宽度与牙弓弧长之差得出。

(四)矫治方法

矫治原则为增大骨量或减小牙量。增大骨量采用扩弓、推磨牙向后、促进颌骨生长发育的方法;减小牙量采用减数或邻面去釉的方法。

1.轻度拥挤

矫治原则为扩大牙弓,增加骨量。若伴有骨或牙弓前突,要考虑减数。

(1)扩弓法:扩弓是增加骨量的方法。Nance 指出扩弓最多可得到 2.6 mm 间隙。视患者所处的生长发育阶段和拥挤类型,有的患者上颌最多可获得 7～8 mm间隙。①唇向扩弓:适于牙齿轻度拥挤,前方牙轴唇倾度不大、覆𬌗偏深者。方法为固定矫治器,以垂直加力单位唇向开展前牙,或加"Ω"曲使弓丝前部与前牙唇面离开1 mm 左右间隙,将弓丝结扎入托槽内,每次加力逐渐打开"Ω"曲;对于上前牙闭锁𬌗,可采用摇椅形弓丝,上颌加大 Spee 曲线,使内倾的上切牙牙轴直立,同时增加上牙弓长度,解除拥挤。用活动矫治器时在前牙放置双曲舌簧,向唇向扩弓排齐前牙。对单纯的下前牙拥挤者,要考虑上、下前牙的覆盖关系,以免扩弓后与上前牙出现干扰,使矫治结果不能保持。②颊向扩弓:前牙轻度拥挤,每侧间隙不足2 mm左右,牙弓突度正常,后牙覆盖异常者,可适度颊向扩弓,排齐拥挤前牙。方法为用固定矫治器,配合使用四角圈簧;也可增加弓丝宽度或以"一"字形镍钛丝做颊向扩弓,扩弓同时排齐前牙,也可在主弓丝以外,加一个 1.0 mm 钢丝弯制的扩弓铺弓。使用活动矫治器时,上颌采用分裂簧或螺旋扩大器颊向扩弓,同时配合前牙舌簧、双曲唇弓加焊指簧排齐前牙。下颌可用 Crozat 矫治器。③全牙弓扩弓:适用于轻度拥挤,拥挤存在于前后牙,且牙弓长度不足者。用固定矫治器治疗:可在磨牙颊面管前放置"Ω"曲,钢丝前部离开前牙唇面约 1 mm,必要时前牙放置多个垂直曲加力单位。以"一"字形镍钛丝结扎全牙弓也可起到扩弓作用。用活动矫治器进行全牙弓扩弓可采用全牙弓舌簧矫治器,或分裂簧配合前牙弓舌簧的矫治器;还可用口外弓前方牵引 4 个上切牙,同时利用反作用力以螺簧推上磨牙远中移动,以加大上牙弓长度。

(2)局部开展法:适用于个别牙间隙不足,单侧磨牙关系异常或中线偏移者。用固定矫治器,在拥挤牙的邻牙之间放置螺旋开大簧,临床常见的单侧侧切牙舌向错位,中线向患侧偏斜,多采用此方法矫治。如右上侧切牙舌向错位,间隙不足,上中线右侧偏移,设计两侧第一磨牙殆环,第二前磨牙黏接托槽,于右上侧切牙处放置螺旋开大簧,随着中切牙与尖牙间隙加大,唇向结扎舌向错位的侧切牙,在排齐侧切牙的同时,使右偏的上中线得到矫正。局部开展所使用的唇弓应相对比较粗,以免局部开展过程中由于钢丝强度不足,导致牙弓变形,必要时,可在牙弓另一侧附加一段舌弓,保持该段牙弓的长度。局部开展可能增加前牙覆殆,减小前牙覆盖,对于覆殆浅的患者要慎重,以免造成前牙开殆。

(3)推磨牙向远中:当上颌两侧牙弓间隙各差 $2\sim3$ mm,磨牙为远中尖对尖关系时,可考虑用推磨牙向远中的方法开拓间隙,矫正后牙关系,同时排齐拥挤的前牙。推磨牙向远中一般选择在上第二恒磨牙未萌且牙根发育在 $1/2$ 左右时。①推磨牙向远中多采用口外弓附以螺旋弹簧。使用此法需配头帽,以颈枕部为支抗,口外弓通过弹力皮圈固定于头帽,以螺旋弹簧产生对磨牙向远中的推动力。口外弓戴用时间每天必须在 12 小时以上,才能取得满意疗效。②推磨牙向远中的矫治方法会对上颌骨向前方的发育产生一定的限制作用,因此对上颌骨发育不足,有反殆倾向的患者不宜采用。③推上磨牙向远中的口内矫治器中,有代表性者为摆式矫治器,其后移磨牙的弹簧曲由 β 钛丝制成,并用改良的 Nance 弓或腭托增加支抗,不需要使用口外唇弓。④远中直立下磨牙有多种方法,例如固定矫治器的磨牙后倾曲、螺旋弹簧、下颌唇挡等。这些方法常需配合使用Ⅲ类颌间牵引,用以防止可能出现的下切牙唇倾。

2.中度拥挤

根据所需间隙量、患者年龄、生长发育潜能、颌骨发育情况、有无遗传因素等情况作出具体设计。若患者年龄小、颌骨发育正常、无遗传因素、所差间隙大于Ⅰ度时,可考虑做扩弓处理。若所差间隙已达Ⅱ~Ⅲ度,则应考虑减数治疗;在严格掌握适应证和遵循正确规范的操作程序的前提下,也可以采取邻面去釉的方法。

邻面去釉不同于传统的片切或减径方法。邻面去釉一般是针对第一恒磨牙之前的所有牙齿,邻面去除釉质的厚度仅仅为 0.25 mm。此外邻面去釉与减径使用的器械和治疗程序也有区别。牙齿邻面釉质的厚度为 $0.75\sim2.5$ mm,同时邻面釉质存在正常的生理磨耗,为邻面去釉方法的解剖生理基础。在两个第一恒磨牙之间邻面去釉共可得到 $5\sim6$ mm 的牙弓间隙。

(1)适应证:邻面去釉须严格掌握适应证。① $4\sim8$ mm 的牙弓间隙不足,特别是低角患者。②牙齿较大,或上、下牙弓牙齿大小比例失调。③口腔健康好,少有龋坏。④成年患者。

（2）治疗程序：邻面去釉须遵循正确的程序并规范临床操作。①固定矫治器排齐牙齿，使牙齿之间接触点关系正确。②根据拥挤（或前突）的程度确定去釉的牙数，去釉的顺序从后向前。③使用粗分牙铜丝或开大型螺旋弹簧，使牙齿的接触点分开，便于去釉操作。最先分开的牙齿多为第一恒磨牙和第二前磨牙。④使用涡轮弯机头，用细钻去除邻面 0.2～0.3 mm 釉质，再做外形修整。同时对两颗牙齿的相邻面去釉。操作时在龈乳头上方颊舌向置 0.20 的钢丝，保护牙龈和颊、舌组织，去釉面涂氟。⑤在弓丝上移动螺旋弹簧，将近中牙齿向去釉获得的间隙移动。复诊时近中牙齿的近中接触点被分开，重复去釉操作。⑥随着去釉的进行，牙齿逐渐后移，并与支抗牙结扎为一体。整个过程中不用拆除弓丝，当获得足够的间隙后前牙能够排齐。⑦整个治疗时间为 6～12 个月。

3.重度拥挤

矫治原则主要以减数治疗为主。

（1）减数牙量：减数牙量以所差间隙的多少来决定，减数不仅要考虑解决拥挤问题，还应注意中线对称性、后牙咬颌关系、Spee 曲线纠正，及面部侧貌。

（2）减数的牙位：临床上常以第一前磨牙作为减数的主要对象。因为：①第一前磨牙位于前后牙段的交界，可以就近为拥挤错位牙齿的矫正提供间隙。②就拔牙后的咬颌功能而言，由于咀嚼中心位于第一恒磨牙附近，拔除第一前磨牙对咬颌功能影响较小。③拔除第一前磨牙对美观无明显影响。

减数设计时，一般不拔上前牙，尤其是上尖牙。因为：①上尖牙位于口角部位，根长而粗壮，上尖牙根与口唇部的丰满度关系密切。②尖牙龋患和牙周病的发病率均较低，在口腔内存留时间长。③因为尖牙是修复义齿的重要基牙，所以通常不考虑减数尖牙。尖牙埋伏阻生临床上较为常见，可以开窗暴露埋伏牙后牵引入牙列排齐。但是埋伏牙的牙冠位置和方向有时很难从 X 线片上确定，当只有开拓间隙，才可将埋伏牙排入牙列时，应谨慎。若减数时牙弓内存在坏牙，保留时间估计不会很长，应尽可能拔坏牙而不拔好牙。

（3）减数后的矫治：减数应在全盘设计完成后进行，减数后不一定立即上矫治器，对某些严重拥挤的患者，拔牙后由于肌肉的作用，拥挤可以自行有所缓解，但应在医师的严格监控之下，以免由于不利的牙齿移动，使拔牙间隙损失。①拔牙患者中，关闭拔牙间隙由间隙两侧的牙齿相向移动完成。弱支抗是指允许后牙段前移达 2/3 关闭间隙；中度支抗是指后牙前移达到拔牙间隙的一半；强支抗是指不超过 1/3 或更小的拔牙间隙由后牙前移来关闭，拔牙间隙主要以前牙的后移占据。一个患者所需支抗的种类取决于其骨骼的生长发育潜能,牙量、骨量不调的程度和可望前牙内收的程度。②轻度支抗可不采取任何控制磨牙前移的措施,使用颌内牵引,甚至以对颌为支抗,通过Ⅱ类或Ⅲ类牵引,使后牙前移。中度和重度支抗则应采取必要措施防止后移前移,包括使用轻力颌内牵引,Ⅱ类或Ⅲ类牵引内收前牙,钢丝上弯制末端后倾曲,磨牙颊面管前放置"Ω"曲、Nanee及口外支抗。

二、牙间隙

(一)病因

牙间隙产生的机制是牙量相对大于骨量所致。病因有不良习惯、牙周病、先天缺失牙、过小牙,以及遗传因素。

(二)临床特点

由于病因不同,临床表现也有所不同。

(1)因舔牙、咬唇不良习惯所致的牙间隙多表现前牙唇倾,前牙间有散在间隙,前牙深覆𬌗、深覆盖,磨牙关系异常。咬下唇不良习惯可导致后牙远中关系,下切牙舌倾甚至拥挤;咬上唇不良习惯也可导致磨牙近中关系。

(2)因牙周病所致者表现为前牙唇倾,前牙有散在牙间隙,有的患者可见到下前牙咬伤上龈。病因为先天缺失牙者,因缺牙部位不同,临床表现也不同。先天缺失牙部位以上侧切牙、下切牙、前磨牙多见。切牙先天缺失导致邻牙移位,可见中线偏移,若上切牙先天缺失,前牙可以出现浅覆盖或对刃𬌗关系。下切牙先天缺失时,常可见局部较大的牙间隙,邻牙移位,𬌗关系紊乱。

(3)遗传因素所致的牙间隙,常见牙体较小或颌骨发育过大。此外由于肢端肥大症等全身疾病所致的颌骨发育过度,也可出现较多散在的牙间隙。

(三)矫治方法

矫治原则为增加牙量或减小骨量。增加牙量是指集中间隙后配合义齿修复。减小骨量是指缩小牙弓,关闭间隙。

临床设计取决于缺隙所在部位、大小与𬌗关系。

1.散在的小牙间隙

设计多以缩小牙弓关闭间隙为主。若上前牙散在的小牙间隙,伴有前牙深覆盖,无深覆𬌗,则可内收上前牙、关闭间隙。若同时存在深覆𬌗,应在内收上前牙间隙时注意打开咬颌。若前牙轻度深覆盖后牙偏近中关系,则可使上牙弓前后均做移动,既关闭前牙间隙,减少覆盖,又可通过后移调至中性关系。下前牙的小牙间隙;前牙覆盖浅则内收下前牙,前牙覆盖深、后牙为远中关系,则应做Ⅱ类颌间牵引,使下后牙前移,既调整了后牙关系,也关闭了前牙间隙。

内收上前牙,可用活动矫治器的双曲唇弓加力,如存在深覆𬌗,可在活动矫治器舌侧加平面导板压低下前牙。如果需同时矫治不良习惯,可在活动矫治器上附舌刺或唇挡丝。若关闭间隙时需调整后牙关系,可用固定矫治器配合颌间牵引。使上前牙内收,下后牙前调时,可采用Ⅱ类颌间牵引;使前牙内收,上后牙前调时,可采用Ⅲ类颌间牵引。

2.较大牙间隙

多由先天缺失牙或龋坏所致。矫治原则以集中间隙,配合义齿修复为主。

(1)个别较大牙间隙:视缺失部位,邻牙移位情况而定。在上侧切牙先天缺失时,如可使尖牙近中移位,则尽可能完全关闭此间隙,然后修整尖牙外形,如不能完全关闭此间隙,则考虑修复。后牙个别牙缺失后,要注意防止对𬌗牙过长,造成不利的𬌗关系,引起颞颌关节损伤,应及早关闭此间隙或采用修复治疗。修复治疗前可与修复科医师协商,通过正畸方法直立倾斜的牙齿,以避免修复时牙体磨除过多。

(2)多数较大牙间隙:矫治原则以增加牙量为主,即配合义齿修复,增加牙量,临床上常见邻牙的倾斜移位,对𬌗牙过长,前牙深覆𬌗等情况。正畸治疗中由于牙齿缺失较多,很难获得支抗,可采用固定矫治器与活动矫治器相结合的办法。活动矫治器上安放后牙义齿,使前牙深覆𬌗打开,以利于在下前牙上黏着托槽。同时戴有义齿的活动矫治器可加强后牙支抗,防止关闭前牙散在间隙时后牙近中倾斜。待矫治完成以后,尽快安装义齿,既恢复美观和功能,又可保持矫治效果。

三、双牙弓前突

(1)对于双牙弓前突、磨牙为中性关系、覆𬌗覆盖正常的患者,根据切牙牙轴的倾斜度、牙弓前突程度,以及患者的年龄、生长发育情况及其对美观的要求,决定矫治设计。

(2)对于上、下颌骨发育基本正常,由于上、下切牙牙轴过度唇倾所致的双牙弓前突,可通过减数的方式进行矫正。

(3)对于颌骨发育过度所致的双牙弓前突患者,只有通过正颌外科手术改善其过突的面部侧貌。

第四节　安氏Ⅱ类错𬌗

安氏Ⅱ类错𬌗是一种常见的错𬌗畸形,在我国青少年恒牙期中约占23%。

一、病因

造成安氏Ⅱ类错𬌗的原因是上、下颌(牙弓)矢状关系不调,上颌(牙弓)过大或位置靠前,下颌(牙弓)过小或位置靠后。上、下颌骨(牙弓)关系不调受遗传与环境两方面的影响。

(一)遗传因素

研究表明,安氏Ⅱ类错𬌗上、下颌前牙比、后牙比、全牙比均小于安氏Ⅰ类和Ⅲ类,反映Ⅱ类错𬌗上颌牙齿相对于下颌牙齿不呈比例的偏大。另外,上前牙区多生牙、下切牙先天缺失也可致前牙深覆盖。这些因牙齿大小、数目异常所造成的错𬌗受遗传控制。严重的骨骼畸形,如下颌发育过小、上颌骨发育过大也受遗传因素的影响。

(二)环境因素

1.局部因素

局部因素包括口腔不良习惯和替牙障碍。

(1)一些口腔不良习惯,如长期吮拇、咬下唇等可造成上前牙舌倾、拥挤,前牙深覆盖,继发的覆盖下唇习惯可加重畸形的发展。

(2)下乳磨牙早失可导致下牙弓前段变小,前牙覆盖增大;萌牙顺序异常。如上第一恒磨牙早于下第一恒磨牙萌出,或者上第二恒磨牙早于下第二恒磨牙或上尖牙萌出,均有可能造成远中𬌗,而使前牙呈深覆盖。

2.全身因素

鼻咽部疾患者如慢性鼻炎、腺样体肥大等造成上气道狭窄而以口呼吸代之,逐渐形成口呼吸习惯。口呼吸时,头部前伸,下颌连同舌下垂、后退,久之形成的下颌后缩畸形;由于上前牙唇侧和上后牙腭侧失去正常压力,而两侧颊肌被拉长压迫上牙弓,可形成上牙弓狭窄、前突、腭盖高拱;最终表现出前牙深覆盖、磨牙关系远中。

全身疾病,如钙磷代谢障碍、佝偻病等。肌肉及𬌗张力弱,引起上牙弓狭窄、上前牙前突和远中殆关系。

二、形态特征

安氏Ⅱ类错殆常被误认为是一个单纯的错殆类型,但事实上它包含了矢状方向、垂直方向、水平方向三维骨骼和牙弓关系的不协调,使Ⅱ类错殆表现出许多分型和形态学差异。

(一)矢状关系异常

矢状关系异常分为上颌骨位置异常、上牙弓位置异常、下颌骨位置异常及下牙弓位置异常。

1.上颌骨位置异常

通常用 SNA 角和鼻唇角的大小来反映上颌骨的位置。McNamara 的研究表明,Ⅱ类错殆中大多数上颌骨位置正常,而在上颌骨位置异常者中,上颌后缩者明显多于上颌前突者,即在Ⅱ类错殆中,上颌前突所占的比例最小,约为13.5%,与国内最近的报道 10% 接近。

2.上牙弓位置异常

以上切牙唇面为 A 点所做的 FH 平面垂线的距离测量,Ⅱ类错殆中上牙弓位置正常者占 48.6%,30% 的患者表现为上牙弓后缩,只有 20% 的患者表现为上牙弓前突。

3.下颌骨位置异常

下颌骨位置异常最常用的测量为 SNB,国外的调查显示Ⅱ类错殆中约 60% 的患者下颌后缩,国内的报道为 50% 左右。

4.下牙弓位置异常

Ⅱ类错殆中约 2/3 患者下牙弓位置正常,20% 的患者表现为下牙弓后缩,仅15% 表现为下牙弓前突。

(二)垂直向关系异常

1.垂直高度不足

垂直高度不足常见于下颌向上向前旋转的患者,可掩饰Ⅱ类错殆的严重程度,国内近期的报道Ⅱ类错殆中垂直高度不足的占 27%。

2.垂直高度过大

垂直高度过大常见于下颌向下向后旋转的患者,可加重Ⅱ类面型,国内报道此型Ⅱ类错殆占 23%。

(三)宽度方向关系异常

大多数Ⅱ类错𬌗在正中𬌗位时,后牙宽度方向关系正常。但 Tollaro 等认为Ⅱ类错𬌗在达到Ⅰ类关系时,上、下牙弓宽度存在 3～5 mm 的不协调关系,因此 McNamara 主张对Ⅱ类错𬌗早期采用扩弓治疗。

三、安氏Ⅱ₁类错𬌗的矫治

(一)安氏Ⅱ₁类错𬌗的治疗目标

(1)解除牙拥挤和排列不齐。

(2)减少切牙覆𬌗。

(3)减少切牙覆盖。

(4)矫正后牙Ⅱ类关系。

由于解除牙拥挤和排列不齐在Ⅰ类错𬌗的矫治中已有论述,故下面仅介绍与Ⅱ₁类错𬌗有关的治疗原则。

(二)治疗考虑

虽然Ⅱ类错𬌗矫治的最显著改变是上切牙位置,但是真正治疗成功的关键却是下切牙的矫正位置和尖牙的𬌗关系,因为下唇、舌、下颌功能等与治疗稳定性密切相关的因素都直接和下牙弓的位置相关。

1.下牙弓

必须了解下切牙的位置是否正确,并考虑牙轴倾斜度及其与唇舌的位置关系。许多Ⅱ₁类错𬌗的患者下切牙前后位置并不需要改变,仅仅需要解除拥挤或减小深覆𬌗,而对于由吮拇或唇因素造成的下切牙舌向倾斜则需使其唇向倾斜。因此Ⅱ类错𬌗的矫治设计应全面了解下牙弓的情况,综合考虑以下因素:①下牙弓的位置和形态。②下牙弓拥挤程度。③是否存在牙间隙及其关闭方向。④下切牙倾斜度,需要舌倾还是唇倾。⑤牙弓垂直向的发育情况。

2.上牙弓

安氏Ⅱ₁类的上切牙通常表现为唇向倾斜,上牙弓可表现拥挤或有牙间隙,Ⅱ类关系的磨牙可能仅仅是由其近中舌向扭转造成,即非骨性Ⅱ类关系,检查时应仔细鉴别。

3.上、下颌骨关系

面部软组织形态检查和头颅侧位片测量,为上、下颌关系的检查提供了重要的依据。

4.生长发育状况

除了牙弓检查、头影测量检查和面部软组织检查外,Ⅱ类错殆检查设计中最重要的考虑便是患者的生长型和生长潜力。

(三)治疗方法

1.解除拥挤和排列不齐

根据拥挤程度可选择扩弓、唇向开展、推磨牙向后、邻面去釉和拔牙。具体的适应证和治疗方法见安氏Ⅰ类错殆的矫治。

2.减小切牙覆殆

对于前牙深覆殆的患者,若不先减小覆殆则不可能充分减小深覆盖,因此减小深覆殆是治疗早期的任务之一。具体方法有以下3种。

(1)上前牙平面导板:适用于低角和平均生长型的Ⅱ类深覆殆。作用机制为抑制下前牙的伸长,促进下后牙的萌长,从而减小深覆殆,增加下面高。此法对于非生长期患者的疗效不佳。

(2)固定矫治器压低下切牙,升高上、下后牙:方丝弓矫治器、Begg矫治器、直丝弓矫治器均使用第二序列弯曲、反Spee曲来矫正深覆殆。临床研究表明,一般固定矫治器矫正深覆殆的机制为升长后牙,特别是下后牙,以及压低前牙,主要是下前牙,但有学者报道上、下前牙均没有明显压低,上前牙甚至伸长。

(3)片段弓技术压低上、下前牙:片段弓技术的原理是将后牙(包括第二前磨牙、第一磨牙、第二磨牙)用粗方丝连成后牙片段,左右两侧用舌、腭杆连成一整体,形成后牙强支抗单位,压低辅弓采用0.457 2 mm×0.635 mm不锈钢丝,压低辅弓不必入槽沟。为防止切牙在压低时唇倾,可采取后抽辅弓使之产生舌向力或调节压低辅弓的着力点,让压入力接近前牙段的抗力中心。即使采用这样的强支抗,后牙也有可能有轻度的伸长,但切牙的压入量可以为磨牙伸长量的4倍。

3.减小前牙覆盖

减小前牙覆盖关系可通过上、下颌矢状关系的改善和上、下前牙位置及角度的变化来实现。

(1)改变上、下颌骨矢状关系:上、下颌骨矢状关系能否改善取决于患者下颌骨的生长型和生长潜力。对明显水平生长型患者,简单的平面导板即可在减小深覆殆的同时矫正深覆殆;对平均生长型者,功能矫治器和口外弓矫治器有助于抑制上颌骨向前的发育并刺激下颌骨的正常生长潜力,从而矫正Ⅱ类骨性关系,减小深覆盖。

(2)改变上、下前牙的位置和角度:对于明显的垂直生长型或非生长期的患者,不能期望通过颌骨关系的改变来减少深覆盖,而只能通过内收上前牙、前倾下前牙的方法来改善前牙覆盖关系,即通过牙齿的移动来掩饰骨性畸形。如果必须内收上前牙,常需拔除上颌第一前磨牙,并使用固定矫治器。

4.矫正后牙Ⅱ类关系

矫正后牙Ⅱ类关系最常用方法是口外弓矫治器、Ⅱ类牵引和功能矫治器。

(1)口外弓矫治器:临床常用的口外牵引装置有颈牵引、枕牵引、联合牵引、J钩等,这里仅从临床角度介绍其作用效果。

矢状方向的作用如下。①上颌骨位置:口外牵引矫正Ⅱ类错𬌗的主要作用是限制上颌骨的生长,改变其生长方向,使上牙槽座 A 点向前向下的正常生长方向改变为向下的生长,从而减小上颌的突度。②上牙弓位置:推磨牙向后是口外弓矫治器的另一个重要功能。研究表明,低位牵引比高位颈牵引更能有效地移动牙齿,但这种牙齿的移动主要表现为上磨牙的远中倾斜,对上颌骨的影响不大。③下颌骨位置:颏部的前后向位置与下颌骨垂直向张开或闭合的程度有关。如果在治疗过程中发生了下颌骨的向下、向后旋转,则颏点的位置会更加靠后,加重Ⅱ类面型。

垂直方向的作用如下。①下颌平面角和下前面高:大部分学者认为下颌平面角没有变化,而 Baumrind 等却发现下颌平面角甚至会发生减小。②𬌗平面角:解剖𬌗平面通常随年龄增大而减小,而口外弓治疗可能使它增大或保持不变。③腭平面角:多数学者认为口外弓会加大腭平面角,也有学者认为此角相对稳定。

水平方向的作用:Chafari 发现口外弓治疗会增加左右磨牙间和尖牙间的宽度。对于不受口外弓直接作用的尖牙间宽度增加的原因,学者们认为可能是由于口外弓矫治器的内弓部分对唇颊肌的屏挡作用所致。

(2)Ⅱ类牵引:可以推上磨牙向后并牵引下磨牙向前,从而矫正Ⅱ类关系。一般来说,在Ⅱ类牵引力的作用下,下牙弓的前移量要大于上牙弓的后移量,因此,如果希望远移上磨牙,应在上唇弓上增加滑动杆,使Ⅱ类牵引的力首先作用在上第一磨牙上,而下牙弓以粗方丝弓连成一整体支抗,牵引力约 100 g 即可。在上磨牙远移后,将滑动杆调节至推第二前磨牙,直至关闭上牙弓间隙。磨牙Ⅱ类关系也可通过于拔除 4 个前磨牙后,前移下后牙,内收上前牙的方式来矫正。此时Ⅱ类牵引在矫正磨牙关系的同时,也减小了前牙覆盖,这一方式在 Begg 技术中得到了最好的体现。必须注意的是,Ⅱ类牵引的垂直分力会伸长下磨牙和上前牙,导致𬌗平面角加大。如果磨牙的伸长超过了下颌升支的垂直向生长,则下颌会产生向下、向后的旋转,从而加重Ⅱ类骨面型。因此,长期使用大的Ⅱ类牵引力不利于Ⅱ类骨面型的改善。

(3)功能矫治器:用于Ⅱ类错𬌗矫抬的功能矫治器有 Activator、FR-2、Bionator、双𬌗垫矫治器(Twin-block)、Herbst 矫治器等。这里重点强调它们对Ⅱ类错𬌗矫治的共性特点:①加速下颌骨的生长,这种加速可能仅仅表现在功能矫治器的治疗期间。一旦治疗停止,这种加速作用可能会随之消失。②限制上颌的生长(类似头帽作用)。③后倾上前牙、前倾下前牙及下牙弓(类似Ⅱ类牵引的作用)。④控制前后牙的萌出量,如限制下前牙萌出,引导下后牙向上向前萌长。

功能矫治器的生长改建作用仅仅适用于生长期的青少年患者,且其治疗作用只是改变了颌骨生长的表达,而不是改变颌骨的生长型。因此,功能矫治器的治疗应开始于生长高峰之前,并在整个生长期加以维护。

四、安氏Ⅱ₂类错𬌗的矫治

(一)安氏Ⅱ₂类的面𬌗特征

磨牙Ⅱ类关系,上切牙舌倾并常伴前牙深覆𬌗;颌骨矢状关系与安氏Ⅱ₁类似,垂直向关系一般表现为低角。

安氏Ⅱ₂类的切牙位置具有明显的形态学特征。严重Ⅱ类骨骼不调时,上、下前牙牙槽垂直向过度发育,上下切缘可能咬伤上颌腭侧和下颌唇侧牙龈。

(二)安氏Ⅱ₂类错𬌗的矫治目标

(1)解除拥挤和排列不齐。

(2)解除前牙牙龈创伤和矫正切牙倾斜度。

(3)矫正后牙远中关系。

其中解除拥挤和排列不齐的方法见安氏Ⅰ类错𬌗的矫治。切牙由舌倾矫正至唇倾时,会给牙弓提供一部分间隙。

后牙远中关系的矫正,参见安氏Ⅱ₁类错𬌗的矫治。值得注意的是,部分安氏Ⅱ₂类患者的下颌在解除前牙锁结关系后,会发生前移位。

(三)切牙关系的矫治

1.减小切牙覆𬌗

减小切牙覆𬌗的方法参见安氏Ⅱ₁类错𬌗中的深覆𬌗矫治。不同的是,唇倾上、下切牙通常有助于覆𬌗的减小。

2.改变切牙轴倾度

通过前牙唇向开展或通过方丝产生根舌向转矩来实现。后者较难实现,但稳定性大于前者。

以上所述为正畸方法能够治疗的Ⅱ类错𬌗，对于成人严重的Ⅱ类骨性错𬌗，只能借助正颌外科的方法才能获得满意的疗效。

第五节　安氏Ⅲ类错𬌗

安氏Ⅲ类错𬌗指磨牙关系近中、前牙反𬌗（或对刃）的Ⅰ类错𬌗。前牙反𬌗、磨牙关系中性者，按 Angle 分类为Ⅰ类错𬌗，但 Salzman 等根据其尖牙为近中关系仍将其归入安氏Ⅲ类错𬌗。磨牙关系不同，前牙反𬌗的严重程度有差别，但治疗原则却相同。

安氏Ⅲ类错𬌗是我国儿童常见的一种错𬌗畸形。北京医科大学口腔医院资料显示，乳牙期、替牙期和恒牙期的患病率分别为 8.4％、4.6％和 5.5％，较白种人者高，而与日本人接近。安氏Ⅲ类错𬌗对口腔功能、颜面美观和心理健康有较严重的影响，并随患者年龄的增长而逐渐加重，因此受到口腔科医师的重视。

一、病因

（一）遗传因素

安氏Ⅲ类错𬌗有明显的家族倾向，据有关资料，将近一半的患者一至三代的血缘亲属中有类似错𬌗存在。错𬌗畸形是一种多基因遗传病，受到遗传因素和环境因素两方面的影响。最近的研究证明，安氏Ⅲ类错𬌗，不论是"骨骼性"，还是"功能性"都受到遗传和环境的双重影响；患者中家族史阳性者骨骼畸形并不比家族史阴性者更为严重，也没有更多的概率发展成为严重骨性Ⅲ类错𬌗。因此，临床上不能通过简单地询问家族史来区别患者错𬌗的类型，并估计预后，只有仔细地分析亲属，特别是父母的𬌗型、骨型，家族资料才能提供有价值的参考。

一些单基因的遗传综合征，影响到颌骨和牙齿的发育，安氏Ⅲ类错𬌗可以是该综合征的表现之一。这样的遗传综合征主要有唐氏综合征、颅骨-锁骨发育不全综合征、Crouzon 综合征、虹膜-牙齿发育不全综合征等。

（二）先天性疾病

先天性唇腭裂是安氏Ⅲ类错𬌗的重要病因之一。唇腭裂影响骨缝和骨表面的增生,同时手术瘢痕组织对颌骨发育有一定限制;唇腭裂伴有的错𬌗畸形中,最多见的是因上颌骨发育不足造成的前牙反𬌗或全牙弓反𬌗。反𬌗的发生率、出现部位及严重程度与唇腭裂的类型有关。一般来说,骨缺损越多,反𬌗的发生率越高,反𬌗涉及双侧牙的可能性越大,畸形也越严重。

某些先天性疾病也可能是Ⅲ类错𬌗的病因,如先天性梅毒可引起上颌骨发育不足,先天性巨舌症可造成下颌发育过大,上颌恒牙先天缺失也常伴有前牙反𬌗。

(三)后天原因

1.全身性疾病

垂体功能亢进产生过量的生长激素,如持续到骨骺融合之后,或者在骨骺融合之后发病,可表现为肢端肥大、下颌前突、前牙或全牙弓反𬌗。佝偻病由于维生素D缺乏,影响钙磷代谢而使骨代谢紊乱,可因下颌骨发育畸形表现出前牙反𬌗、开𬌗。

2.呼吸道疾病

慢性腭扁桃体炎,腺样体增生和肿大,为保持呼吸道通畅和减小压迫刺激,舌体常向前伸并推动下颌向前,形成前牙反𬌗、下颌前突。

3.乳牙与替牙期局部障碍

乳牙龋病及其引起的乳牙与替牙期的局部障碍,是安氏Ⅲ类错𬌗形成的一个重要后天原因。

(1)乳磨牙邻面龋:邻面龋使牙冠近、远中径减小,牙齿的位置发生改变,形成早接触和𬌗干扰。乳牙期𬌗关系不稳定,颞下颌关节形态未发育完成,可动范围大,神经肌肉反射也易于改变,任何原因造成的早接触和𬌗干扰都易诱发下颌关闭路径向前、向前侧方改变,形成Ⅲ类错𬌗,或者前牙与一侧后牙反𬌗。

(2)上颌乳切牙早失:因缺少功能刺激,该部位牙槽骨的发育将受影响,恒侧切牙萌出时位置常偏向舌而与对𬌗牙产生早接触,诱发下颌关闭时向前移位,形成Ⅲ类错𬌗。

(3)多数乳磨牙早失:因被迫用前牙进行咀嚼,下颌逐渐向前移位,日久形成下颌前突、前牙反𬌗。

(4)上颌乳切牙滞留:恒切牙常被迫腭侧萌出,与对𬌗牙形成反𬌗关系。

(5)乳尖牙磨耗不足:因早接触可形成前牙反𬌗或前牙与一侧后牙反𬌗。

4.口腔不良习惯

伸舌、吮指、咬上唇、下颌前伸等习惯和不正确人工喂养,都可造成前牙反𬌗、下颌前突。

二、分类

(一)按牙型分类

Angle 根据磨牙关系将磨牙关系近中的前牙反𬌗列为Ⅲ类错𬌗,将磨牙关系中性的前牙反𬌗列为Ⅰ类错𬌗。Lischer 将后者称为Ⅰ类3型错𬌗,而 Salzman 却将两者统称为Ⅲ类错𬌗。

(二)按骨骼型分类

根据骨骼型,安氏Ⅲ类错𬌗分为两种类型。①骨骼Ⅰ型:ANB 角≥0°。②骨骼Ⅲ型:ANB 角<0°。

一般情况下牙型和骨型是一致的,但骨型与牙型不一致的患者并不少见。

(三)按致病机制分类

1.牙源性(牙性)

由于牙齿萌出、替换过程中的障碍,上、下切牙的位置异常,造成单纯前牙反𬌗。这种前牙反𬌗,磨牙关系多为中性,实为安氏Ⅰ类错𬌗,其颌骨颜面基本正常,矫治容易,预后良好。

2.功能性(肌能性)

根据 Moyers,凡后天获得、神经-肌肉参与、下颌向前移位所形成的安氏Ⅲ类错𬌗称为功能性Ⅲ类错𬌗或假性Ⅲ类错𬌗,其所伴有的下颌前突症状称为功能性或假性下颌前突。咬颌干扰和早接触是诱发功能性Ⅲ类错𬌗的主要原因。此外,由口腔不良习惯、不正确哺乳、腭扁桃体肥大等引起的下颌位置前伸形成的Ⅲ类错𬌗和下颌前突也属于这种功能性错𬌗。功能性Ⅲ类错𬌗的磨牙关系多为轻度近中,一般反覆盖较小,反覆𬌗较深,下颌骨大小、形态基本正常,但位置前移,显示出轻度的下颌前突和Ⅲ类骨面型。下颌可后退至上、下前牙对刃关系,下颌后退或处于姿势位时,侧面形较正中时改善。功能性Ⅲ类错𬌗的治疗反应较好,预后较佳。

3.骨骼性(骨性)

由上、下颌骨生长不均衡造成的颌间关系异常,表现为下颌发育过度、上颌骨发育不足、近中磨牙关系、前牙反𬌗、Ⅲ类骨面型显著、下颌前突且不能后退。骨性Ⅲ类错𬌗又称为真性Ⅲ类错𬌗或真性下颌前突,矫治难度较大,有的需要配合外科手术。功能性Ⅲ类错𬌗患者常常伴有不同程度的骨骼异常,骨骼性Ⅲ类错𬌗患者也可表现出一些功能因素。由于这两种因素常常同时存在,临床严格地区别诊断功能性和骨性Ⅲ类错𬌗并不容易(特别是在替牙期),所谓"功能性"或"骨骼性"Ⅲ类的患者是指患者以某种因素为主要特征。

三、临床特点

(一)𬌗关系异常

磨牙关系近中,多数情况下反𬌗涉及 6 个上前牙或 4 个切牙。反𬌗涉及一侧后牙时,表现下颌偏斜。根据北京医科大学口腔医学院正畸科资料,安氏Ⅲ类错𬌗患者中(除外唇腭裂),合并双侧后牙反𬌗者约占 7%。上前牙常有不同程度的拥挤,下前牙较少拥挤且程度也较轻。下牙弓较上牙弓发育得大,特别是在矢状方向上。

(二)骨发育与颅面关系异常

根据北京医科大学口腔医学院正畸科资料,恒牙早期安氏Ⅲ类错𬌗的颌骨颅面异常可归纳如下。

(1)下颌生长过度:不但下颌综合长度增加,而且下颌体长度也比正常者大。下颌形态发育异常,表现为下颌角开大,颏角减锐。下颌整体位置前移,颌关节、升支、下颌角、颏部都靠前。

(2)上颌向前发育不足:造成上颌长度减小,位置后缩。由于上颌向前发育不足,上颌与颞颌关节的位置相对聚拢,中面部紧缩。

(3)上、下颌间关系异常,Ⅲ类骨面型。

(4)后颅底相对于前颅底向前向下倾斜:颅底位置异常促进了下颌前突。

(5)上中切牙唇向倾斜,下中切牙舌向倾斜,以代偿前牙反𬌗关系。

(三)面部软组织

安氏Ⅲ类错𬌗面部软组织厚度发育基本正常,并可见到唇部、颏部软组织厚度改变以代偿相应部位的骨骼畸形。然而,由于参与代偿的部位和代偿量有限,不可能掩盖其颌骨关系的异常,软组织侧貌仍呈明显的Ⅲ类错𬌗。

(四)口颌系统功能异常

1.咀嚼肌活动不协调

有关研究表现,与正常𬌗相比,Ⅲ类错𬌗患者正中位时颞肌后束低电压,正中𬌗最大咬颌时颞肌后束以及咀嚼肌活动均减小;Ⅲ类错𬌗患者咀嚼活动的不协调还表现在咀嚼期中静止期和放电期的节律变动较大,从而造成了咀嚼节律的紊乱。

2.咀嚼效能减低

根据有关研究结果,安氏Ⅲ类错𬌗患者的咀嚼效率约为正常𬌗者的 1/2。此外,食物咽下之前的咀嚼次数和咀嚼时间也比正常𬌗者多。

3.颞下颌关节功能紊乱

安氏Ⅲ类错𬌗者中伴有颞下颌关节功能紊乱综合征者并不多见,一些患者关节 X 线片上虽表现出髁突前移,但临床症状却不明显。值得注意的是,下颌前突但前牙不反𬌗而呈浅覆盖的患者,由于浅覆盖关系限制了下颌向前发育的强烈趋势,髁突位置被迫后移,容易造成颞下颌关节紊乱综合征。

四、鉴别诊断

(一)骨性Ⅲ类错𬌗的诊断

骨性前牙反𬌗的临床诊断标准如下。

(1)近中磨牙关系,下颌不能后退至前牙对刃。

(2)ANB 角<0°,Ⅲ类骨面形(恒牙期);或 ANB 角<2°(替牙期)。

(3)伴有不同程度的颌骨大小、形态和位置异常。

(二)功能性Ⅲ类错𬌗的诊断

(1)检查下颌关闭道,确定牙位与肌位的不协调,发现可能存在的𬌗干扰或早接触。

(2)嘱患者尽可能后退下颌,看是否可达到或接近上、下前牙对刃关系。若能达到切对切咬颌,则表示牙尖交错位-下颌后退接触位增大,Ⅲ类错𬌗有明显的功能因素。

(3)年龄较小的患者,因𬌗、关节及神经肌肉发育不成熟,同时理解力较差,常常需用𬌗蜡记录肌位。

(4)X 线头影测量:分别拍摄牙尖交错位和姿势位两张 X 线片,将两张 X 线片重叠,再测量两张 X 线片下中切牙切点连线与前颅底平面的交角。根据日本学者神山研究,当牙位与肌位一致时,此角平均为76.6°;若下颌关闭过程中有向前的移位,此角将明显减小,这就是功能性Ⅲ类错𬌗。

下颌是否可后退到上、下前牙对刃关系对功能性Ⅲ类错𬌗的诊断和预后判断有重要意义。据北京医科大学口腔医院正畸科对一组替牙期患者的研究,功能性Ⅲ类错𬌗对刃𬌗时 SNB 角比正中时平均减小3.0°,ANB 平均增大 3.0°,这种变化无疑对治疗十分有利。

(三)骨性Ⅲ类错𬌗的颅面类型

1.矢状类型

根据北京医科大学口腔医院正畸科对 300 例(不包括唇腭裂)上、下颌矢状关系的研究结果,恒牙期前牙反𬌗有 6 种类型,其中最常见者为上颌正常下颌前突型(46%),下颌后缩上颌正常型(21%),上、下颌均正常型(15%)和上颌后缩下颌前突性(13%),其他两种类型所占比例甚少。这些数据可以反映骨性Ⅲ类错𬌗的矢状基本类型和比例。

2.垂直类型

Ⅲ类错𬌗根据面部垂直关系分为 3 型。

(1)高角型:下颌平面陡,下颌角大,前牙反覆盖较小,开𬌗或开𬌗倾向。

(2)低角型:下颌平面平,下颌角正常或较小,前牙反覆盖较大,反覆𬌗较深。

(3)适中型:下颌平面角适中,前牙反覆𬌗反覆盖适中。

(四)骨性Ⅲ类错𬌗正畸与外科正畸患者的鉴别

影响鉴别诊断的因素很多。患者方面因素包括骨骼不调的严重程度、软组织外貌、𬌗与咬颌功能、本人的意愿等;医师方面因素包括能力、医疗技术水平、经验及观念喜好等。这些因素中患者的客观症状和主观意愿应是首先考虑的。

在恒牙早期Ⅲ类错𬌗患者中,需要外科正畸的患者至少占 14%。这些患者与可用正畸手段单纯完成的患者相比,近中磨牙关系、下颌过大、颏部前突、中面部矢状发育不足、Ⅲ类骨面型、下切牙代偿性舌倾等特征更为显著,同时伴有面高失调、前牙开𬌗或开𬌗倾向。在决定治疗手段时,ANB 角 $<-4°$、L1-MP 角 $<82°$、SNP 角 $>83°$、颏角 IDP-MP$<69°$、联合变量 CV$<201°$是外科治疗的指征。Kerr 的研究提出的界限值为 ANB 角 $<-4°$、L1-MP 角 $<83°$。日本学者的研究表明,大约有 12%的Ⅲ类错𬌗患者需要外科正畸治疗,非手术治疗适用于下颌没有严重的矢状或垂直异常的患者。对于轻、中度的骨性Ⅲ类患者可采用多曲方丝弓技术,或以种植体作为支抗后移并压低下磨牙。对上颌轻度后缩、下颌位置正常的患者通过牙齿槽代偿可获得明显的改善。对严重的骨性Ⅲ类错𬌗的患者,即使早期使用头帽、颏兜,也只能取得暂时性改善而无法维持到成年,采用外科正畸则可得到良好稳定的结果。

五、颅面生长和预后估计

(一)颅面生长

前牙反𬌗作为一个群体,有些颅面结构的异常在早年就已出现,并在以后的自然生长过程中与正常𬌗保持相似的生长行为。这部分颅面结构异常主要包括后颅底前倾、上颌位置靠后、下颌体长度增大、面部生长靠前,它们对错𬌗的形成起重要作用,但并不随生长发育而加重。另外一些颅面结构异常,有的在生长发育过程中出现稍迟(如下颌角开大),有的出现较早且随生长发育加重(如上颌长度不足、下颌位置前突、Ⅲ类骨面形),对错𬌗的形成和症状的进行性发展都起到重要作用。

根据日本学者的研究,安氏Ⅲ类错𬌗下颌前突在青春期前已经确定并且基本不会再改变;患者下颌和上颌的生长量在青春期前、青春期中、青春期后均与正常𬌗者相似。同时,由于安氏Ⅲ类错𬌗患者的𬌗平面并不像正常𬌗者那样随生长发生向上、向前的逆时针旋转,因而以𬌗平面为参照的上、下颌间关系明显恶化。

安氏Ⅲ类错𬌗颅面生长发育仍是一个研究中的问题。对于一个年龄较小的患者,如何预测其牙𬌗面畸形的发展、最终的严重程度以及可能采取的对策,仍然常靠经验推定。

(二)预后估计

1.根据病史

对安氏Ⅲ类错𬌗的预后估计(表8-1)。

表8-1　根据病史对安氏Ⅲ类错𬌗的预后估计

项目	预后较好	预后较差
年龄	小	大
发病时间	替牙期	乳牙期
乳牙龋坏	有	无
乳牙早失	有	无
乳牙滞留	有	无
家族史	无	有

2.根据临床检查

对安氏Ⅲ类错𬌗的预后估计(表8-2)。

表8-2　根据临床检查对安氏Ⅲ类错𬌗的预后估计

项目	预后良好	预后较差
磨牙关系	中性、轻度近中	完全近中
上前牙	舌倾或较直立	唇倾

续表

项目	预后良好	预后较差
下前牙	唇倾、有散隙	舌倾
反覆盖	较小	较大
反覆𬌗	较深	开𬌗或开𬌗倾向
牙齿拥挤	以下牙弓为主	上牙弓严重拥挤
后牙反𬌗	无	有
下颌后退	能退至前牙对刃	不能
下颌偏斜	无	有

3.根据 X 线头影测量

对安氏Ⅲ类错𬌗的预后估计(表 8-3)。

表 8-3　X 线头影测量对安氏Ⅲ类错𬌗的预后估计

项目	预后较好	预后较差
ANB 角	≥0°	<0°
下颌角	正常	开大
颌骨长度	正常	下颌过大,上颌过小
颌关节位置	正常	靠前
颏部前后径	正常	较小
颏角	正常	较小

六、矫治方法

(一)矫治特点

与其他类型的错𬌗畸形相比,安氏Ⅲ类错𬌗的矫治有 3 个特点。

1.迫切性

由于安氏Ⅲ类错𬌗如不矫治有随生长逐渐加重的趋势,早期矫治尤为重要。早期矫治方法相对简单,且有利于颌面部向正常方向发育。

2.复杂性

有的Ⅲ类错𬌗患者矫治简单,但伴有牙列拥挤、牙弓宽度和高度不调以及颜面不对称的患者,矫治难度较大。

3.反复性

安氏Ⅲ类错𬌗,特别是骨性Ⅲ类错𬌗患者,矫治后随生长发育有复发的可能,因此不少患者要分阶段治疗,矫治时间比较长。

(二)矫治计划

在制定矫治计划时要根据各方面收集到的资料分析患者的现状,估计治疗的难易程度,预测将来的发展。

不同发育时期的患者治疗目的和处置方法各不相同。

1.乳牙期

乳牙Ⅲ类错𬌗患者中,牙性和功能性的患者比较常见,颌骨畸形一般不明显。此期的治疗目的在于:①恢复下颌正常咬颌位置,改善骨面型。②解除前牙反𬌗,促进上颌骨发育,抑制下颌过度发育。

乳牙期改变牙位和移动下颌的可能性都很大,许多简单的活动矫治器都可达到上述两个目的,功能矫治器也能收到很好的效果。最佳矫治年龄为3~5岁,疗程一般为3~5个月。少数骨骼畸形比较明显的患者治疗比较复杂,需要配合使用口外力,疗程也长一些。

一般认为乳牙Ⅲ类错𬌗如不经矫治半数以上将发展为恒牙Ⅲ类错𬌗,且症状会有所加重。乳牙反𬌗矫正后,恒牙反𬌗的可能性减小,即使发生,症状大多较轻。

2.替牙期

此期Ⅲ类错𬌗从整体上看是功能性与骨骼性的混合,因此要区别患者现有错𬌗类型并预估错𬌗的发展趋势。替牙期Ⅲ类错𬌗的治疗复杂而多变,是Ⅲ类错𬌗矫治的关键期。

(1)无论是哪种类型的Ⅲ类错𬌗,首先要通过上、下前牙的移动解除前牙反𬌗关系以利于上、下颌骨的生长趋向正常,防止骨性Ⅲ类错𬌗的发生和发展。前牙反𬌗矫治后要观察替牙过程,防止反𬌗的复发和拥挤的发生。由于Ⅲ类错𬌗的类型不同,矫治过程有所差别,观察期的处理也不尽相同:①对于功能性Ⅲ类错𬌗患者,治疗目的与乳牙期相同。通过调整上、下切牙牙轴使前牙得到正常覆盖,原则上不拔牙。但有时为了舌向移动下前牙以解除反𬌗,需要对下颌乳尖牙减径甚至拔除,应当注意的是过度舌向倾斜的下切牙可能造成下牙弓拥挤。②对于骨性Ⅲ类趋势、下颌生长超过上颌者:可在观察期中使用颏兜抑制下颌过度向前生长。上颌生长明显不足者可采用前方牵引。

(2)拥挤和拥挤趋势的存在与否也是替牙期Ⅲ类错𬌗制定矫治计划时应当考虑的另一个重要因素。替牙期Ⅲ类错𬌗伴有拥挤患者的矫治一般遵从以下原则:①只要拥挤不影响反𬌗的矫正,不要急于减数,特别是上颌减数。临床经验证明,替牙期及某些恒牙早期伴有Ⅰ~Ⅱ度上牙列拥挤的Ⅲ类患者,在反𬌗矫治的同时或稍后,拥挤可能得以解决。②与其他类型的错𬌗相反,Ⅲ类错𬌗患者的拔牙与否不取决于下颌而取决于上颌。如果上颌牙弓明显拥挤,不拔牙不能排齐;有时尽管下牙弓并不拥挤,最终也必须拔除4个前磨牙。

替牙期反𬌗的矫正可能涉及到各种矫治器,包括可摘矫治器、功能矫治器、固定矫治器和口外矫治器。

3.恒牙早期

即使起初是功能性Ⅲ类错𬌗,此期或多或少伴有骨畸形。由于恒牙早期颌骨和牙的发育大部分已完成,很难通过改变生长来调整颌骨关系,移动颌骨的可能性也不大,口外力已不常使用,只能采用掩饰性治疗方法,通过牙齿位置的改变建立适当的覆𬌗覆盖关系,为此常常需要减数拔牙,并且采用固定矫治器。

拔牙的选择取决于以下两个因素。

(1)拥挤:如果上牙弓明显拥挤,生长潜力又不大,可以减数4个前磨牙,在矫治反𬌗的同时调整磨牙关系。如果上牙弓不存在拥挤,可以减数下颌两个前磨牙,或者一个下切牙,矫治前牙反𬌗时不考虑磨牙关系调整。在治疗中要防止下前牙的过度舌倾和上前牙的过度唇倾,过度倾斜的切牙对功能、美观和稳定都不利。

(2)牙弓突度:在我国儿童中,双牙弓前突型的Ⅲ类错𬌗并不罕见。对这一类患者,即使牙弓中不存在拥挤,也可减数4个前磨牙,在矫治前牙反𬌗的同时,减少牙弓突度、调整磨牙关系,得到较满意的功能和面形。

恒牙早期Ⅲ类错𬌗中有少数患者因骨骼畸形比较严重需要在成年之后手术,若患者年龄较大,可开始术前正畸。

(三)矫治器的选择

安氏Ⅲ类错𬌗的矫治涉及各种类型的矫治器,并包括外科矫正手段。不同类型的Ⅲ类患者适用不同的矫治器。

1.𬌗垫矫治器

(1)上颌𬌗垫矫治器:主要用于乳牙期、替牙期以牙齿因素为主的Ⅲ类错𬌗。患者反覆𬌗较浅、反覆盖较大,上前牙牙轴较直并可有轻度拥挤不齐。伴有双侧后牙反𬌗时可在矫治器上设计分裂簧开展上牙弓。恒牙早期需要减数矫治的Ⅲ类患者也可配合使用上颌𬌗垫矫治器。

(2)下颌𬌗垫矫治器:使用于替牙期和恒牙早期因下前牙唇向错位并有散在间隙,而上前牙轴基本正常的Ⅲ类患者。

2.下前牙塑料联冠式斜面导板矫治器

下前牙塑料联冠式斜面导板矫治器适用于乳牙期以功能因素为主的Ⅲ类患者,患者反覆𬌗较深、反覆盖不大、牙列较整齐、不伴有拥挤。

3.肌激动器

肌激动器主要适用于替牙期以功能因素为主的Ⅲ类患者,也可用于恒牙早期上切牙舌倾、下切牙唇倾的患者,但不适用于骨骼畸形明显或者牙齿拥挤错位者。

4.功能调节器Ⅲ型

功能调节器Ⅲ型用于替牙期和乳牙期,对功能性Ⅲ类错𬌗和伴有轻度上颌骨发育不足、下颌发育过度的患者有较好的效果。虽然该矫治器不直接作用于牙齿,但对切牙即将替换或正在替换的患者,且其他矫治器很难发挥功能时,功能调节器Ⅲ型有独特的作用。

5.头帽颏兜

在乳牙期或者替牙期Ⅲ类错𬌗矫治中,头帽颏兜常作为一种矫正手段与其他口内矫治器合并使用,有时也作为治疗间歇中的保持装置单独使用。由于目的不同,头帽颏兜有两种不同类型的设计。

(1)Ⅰ型:用于下颌发育过度倾向的Ⅲ类错𬌗患者,起抑制下颌生长的作用。此型头帽颏兜所使用的牵引力较大(500~1 000 g),牵引方向通过髁突,使用时间较长,多在半年以上。

(2)Ⅱ型:用于功能性Ⅲ类错𬌗的患者,向下向后旋转下颌,使下颌的生长方向变得较为有利。此型头帽颏兜所使用的牵引力较小(300~500 g),牵引力方向通过髁突下方,使用时间3~6个月。

关于颏兜的作用:大部分的动物实验结果都支持颏兜能抑制下颌骨的生长。然而根据日本学者对颏兜治疗长期稳定性的临床研究结果,颏兜在短期内可抑制下颌的生长,改变下颌的生长方向,并改善患者的骨面型,但在停止使用后,下颌会恢复到从前的生长形态;无论开始使用颏兜的年龄是7岁、9岁或者11岁,生长结束时,治疗组与对照组的骨面型均相似;若要维持已改善的骨面型,必须持续使用颏兜直至生长结束,这在临床上是无法做到的,因为很难得到患者的理解与合作,同时较长时间使用较大引力的颏兜也易引起颞下颌关节症状。

6.口外上颌前方牵引器

口外上颌前方牵引器用于以替牙期或乳牙期上颌骨发育不足为主的骨性Ⅲ类错𬌗的患者,恒牙早期患者也可试用。有报道称,与快速腭中缝开展合并使用疗效更好。治疗的长期稳定性不肯定。

7.固定矫治器

对恒牙早期需要拔除 4 个前磨牙矫治的Ⅲ类患者,固定矫治器如方丝弓矫治器、直丝弓矫治器可以在建立适当的前牙覆𬌗、覆盖关系的同时,排齐牙列、矫治前牙反𬌗并调整磨牙关系,是一种较好的选择。治疗期中要使用Ⅲ类颌间牵引,由于Ⅲ类牵引有使上磨牙伸长的作用,易使咬颌打开,因此对高角患者的使用应慎重。

(四)保持

牙源性前牙反𬌗矫治后不需要保持。骨性Ⅲ类患者虽经矫治,但在生长发育完成之前仍有复发的可能。北京医科大学口腔医院正畸科对替牙期Ⅲ类错𬌗矫治后 5～10 年的追踪研究发现,10.7％的患者有明显的复发,表现为多数前牙反𬌗重新出现,下颌前突加重。看来Ⅲ类患者矫治后是否复发主要与患者下颌的生长有关,而与保持与否的关系不大。尽管如此,仍主张对乳牙期和替牙期有骨性Ⅲ类倾向的患者,矫治后要定期复查,观察颌骨生长与𬌗的发育,处理出现的牙弓拥挤,并在进入生长快速期前使用一段时间的头帽颏兜抑制下颌生长,防止反𬌗复发。对于恒牙期患者,口外力对颌骨的作用有限已不再使用,口内常规保持器用于稳定牙弓中已关闭的拔牙间隙。

参 考 文 献

[1] (日)上田实,(日)朝比奈泉.口腔医学[M].沈阳:辽宁科学技术出版社,2019.

[2] (德)斯蒂芬·沃夫特(StefanWolfart).口腔种植修复[M].沈阳:辽宁科学技术出版社,2019.

[3] 靳松,马春燕,杨涛.口腔医学与美容[M].南昌:江西科学技术出版社,2018.

[4] 张佐.口腔临床实践指导[M].北京:阳光出版社,2017.

[5] 张栋梁.口腔正畸舌侧矫治技术[M].沈阳:辽宁科学技术出版社,2018.

[6] 姜蕾.口腔科疾病诊治[M].长春:吉林科学技术出版社,2019.

[7] 王广.中国口腔种植体概览[M].重庆:重庆出版社,2019.

[8] 王楠.实用口腔医学 第2版[M].长春:吉林科学技术出版社,2019.

[9] 杜礼安,宋双荣.口腔正畸学[M].武汉:华中科学技术大学出版社,2021.

[10] 米方林.口腔医学 第2版[M].南京:江苏凤凰科学技术出版社,2018.

[11] 王洁雪,黄睿洁.儿童口腔健康管理手册[M].成都:四川大学出版社,2019.

[12] 陈宜辉.实用临床口腔诊疗精要[M].哈尔滨:黑龙江科学技术出版社,2018.

[13] 王兴,刘宝林.中国口腔种植临床精萃[M].沈阳:辽宁科学技术出版社,2019.

[14] 于兆兰.临床口腔思维实践[M].天津:天津科学技术出版社,2017.

[15] 华成舸,杨征.全科医师口腔科培训手册[M].成都:四川大学出版社,2018.

[16] 李辰彧,李辰佳,朱力.复发性口腔溃疡的综合治疗[M].北京:中国医药科技出版社,2019.

[17] 周学东.中国口腔医学年鉴 2017版[M].成都:四川科学技术出版社,2018.

[18] 吕霞.现代口腔科学[M].昆明:云南科技出版社,2019.

[19] 李洁.口腔疾病临床策略与技巧[M].北京:科学技术文献出版社,2018.

[20] 林久祥,赵铱民.中华医学百科全书 临床医学 口腔医学 3[M].北京:中国协

和医科大学出版社,2019.

[21] 王天鹏.现代口腔疾病与修复[M].北京:科学技术文献出版社,2019.

[22] 李俊玲.口腔医学基础与临床[M].福州:福建科学技术出版社,2019.

[23] (美)Deborah.A.口腔并发症预防与处理 最佳临床实践[M].北京/西安:世界图书出版公司,2019.

[24] 王松灵.口腔医学[M].北京:中国协和医科大学出版社,2017.

[25] 孙卫斌.简明口腔微生物学[M].南京:东南大学出版社,2017.

[26] 曲兆明.口腔种植与牙周病诊治技术[M].天津:天津科学技术出版社,2018.

[27] 王松灵,程斌.口腔医学[M].北京:北京大学医学出版社,2019.

[28] 顾长明.口腔内科学[M].北京:人民卫生出版社,2019.

[29] 张磊,刘莉娜,吴江.临床口腔疾病检查技术与治疗实践[M].南昌:江西科学技术出版社,2018.

[30] 樊明文,周学东.口腔科学[M].北京:高等教育出版社,2019.

[31] 王玮.现代实用口腔医学[M].昆明:云南科学技术出版社,2020.

[32] (美)简·A.索克斯曼(Jane A.Soxman).儿童口腔科临床技术手册[M].沈阳:辽宁科学技术出版社,2017.

[33] 肖水清,郭泾编.口腔正畸学[M].北京:中国医药科技出版社,2019.

[34] 秦昌娟.口腔临床实用技术[M].北京:中国纺织出版社,2019.

[35] 梁源.口腔解剖生理学[M].北京:中国医药科技出版社,2019.

[36] 韩爽,笪海芹,许诺.固定正畸结合GTR对中重度牙周病伴错颌畸形患者的疗效[J].安徽医学,2019,40(1):47-50.

[37] 白沙草,王朝彦.微型钛板坚固内固定联合颌间牵引钉治疗上颌骨骨折的临床疗效[J].实用临床医药杂志,2019,23(1):75-77.

[38] 贺平,冯瑜,吴晓乐,李冀寅,张禄野,陈小冬.超声骨刀拔除下颌第三磨牙断根效果评价[J].口腔医学研究,2019,35(4):368-371.

[39] 李鸿飞,吴祥冰,任伟.二氧化锆与金合金烤瓷冠修复用于上前牙牙体缺损的疗效对比[J].安徽医药,2019,23(1):76-78.

[40] 鲁光炜,焉钰,何武成.微型种植体支抗在静止期牙周炎治疗中的应用价值及对患者血清 IL-2、IL-6、TNF-α 水平的影响[J].河北医科大学学报,2019,40(10):1229-1233.